脳に効く「睡眠学」

宮崎総一郎

角川SSC新書

編集協力◎浅沢 英
イラスト◎ツトム・イサジ

目次

第三章 7つの習慣が眠りの質を高める 117
——これまでの眠りに差をつけるために

序章　睡眠学の知恵とはなにか

——脳と体に活力を与える睡眠の知識

人は何のために眠るのか

睡眠には、疲れた脳や身体を休ませ、回復させるという役割があります。

特に脳の修復、回復は睡眠の大きな役割です。疲れた脳を回復させるには、睡眠以外に方法がありません。

人間の脳は、起きている間、実に活発に働き続けています。

図0－1を見てください。

これは人間の器官別の重量とエネルギー消費量の割合を表したもので、それぞれの数字（%）は、体全体に占める割合を示します。

脳の重量は、体全体の2%しかありません。しかし、エネルギー消費量は18%にも及んでいます。

【図0-1】器官別エネルギー消費量

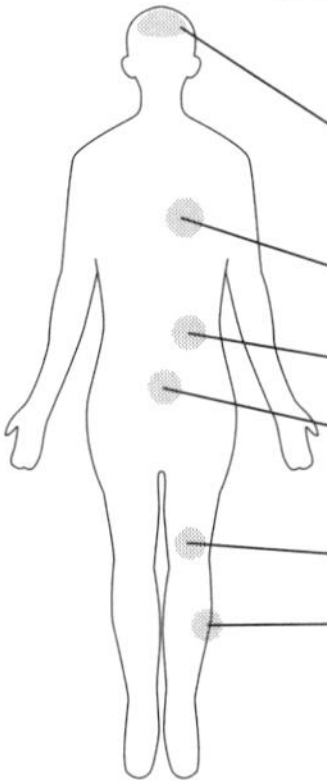

	エネルギー消費量（％）	体重に対する割り合い（％）
脳	18	2
心臓	11	6
肝臓	20	
腎臓	7	
筋肉	20	52
皮膚	5	
その他	19	40

※体重63kgの男性で安静時のもの／Aschoff&WeverR,1958

一方、筋肉と皮膚を見ると、その重量は体重の約半分にあたる52％を占めています。しかし、エネルギー消費量は合計で25％にしかすぎません。

筋肉や皮膚と比べると、脳がいかに活発に働いているのかが、わかるのではないでしょうか。

そして、この活発に働く脳を回復させるのが睡眠です。身体は睡眠をとらなくても、たとえば横たわるだけで一定の回復効果を得られますが、脳は睡眠でしか回復しないのです。それは動物も同じです。

体長1・5メートルもの体を持ちながらビー玉程度の脳しか持たないマグロは、夜になると4～5秒のごく短時間、急にスピードを落とします。これは専門用語で睡眠様状態（または行動睡眠）と呼ばれるマグロの睡眠です。体重に比べてわずかな重量の脳しか持たないマグロは、わずかな時間の睡眠しか必要がないと考えられています。

一方、高度に脳が発達した私たち人間は、毎日、何時間もの睡眠をとらないと充分に脳を回復させることができないのです。

このように話してくると、多くの人は「脳が発達した私たち人間にとって、睡眠こそもっとも大切なこと」と思いがちです。しかし、本当に人間にとって「睡眠がもっとも大切なこと」なのでしょうか。

人間はまず「栄養」を摂らなければ生命を維持することができません。そしてそのために、獲物をとったり農耕をしたり「活動」をすることが必要です。「睡眠」は、よりよく「活動」するために、脳や身体を修復、回復させるための機能なのです。

つまり、現代の生活に置き換えれば、よりよく働くために眠る、ということです。

人は眠るために働いているのではありません。働くために眠るのです。

では、脳や身体をしっかりと回復させる、より良い眠りを得るにはどうすればいいのでしょうか。

大切なことは、睡眠に関する正しい知識を持つことです。

睡眠を医学、脳科学、社会経済学など多角的なアプローチで研究しているのが「睡眠学」という学問ですが、本書は、「睡眠学」の研究成果をもとに、充実した生活を送るための睡眠に関する実践的知識をわかりやすくまとめました。

国立大学法人が開設した日本で最初の睡眠学講座

「睡眠学」は、２００２年に日本学術会議で睡眠研究者が中心となって提唱した新しい研究領域です。国家の重点研究課題として取り上げられ、新しい学問体系として位置づけられることになりました。現在、日本睡眠学会の会員数は年々増え続けており、00年の６６7人が07年には２６２８人と４倍となったことからも、睡眠研究への注目が高まっていることがわかります。

こうした中で04年４月、睡眠医学と関連領域の研究・教育を目的とした「睡眠学講座」が国立大学法人滋賀医科大学に開設されました。

「睡眠学講座」では、睡眠障害の健康上の問題（睡眠医学）と脳科学としての睡眠（睡眠科学）、睡眠障害の社会経済学的問題（睡眠社会学）の分野を研究・発展させています。

その活動内容は、教育の中で行われる睡眠医学に関する講義だけにとどまりません。併設している大学病院において睡眠に関する診療・検査や手術治療を行っているのをはじめ、研究・調査活動から、知識の普及と応用を目的とした市民講座やセミナーの開設、企業や学校を訪問しての教育講座といった啓発活動まで多岐に展開しています。

意外と知られていない睡眠の基礎知識

睡眠学講座が力を注いできた活動のひとつが、睡眠の基礎知識を普及させるための啓発活動です。

睡眠については、まだまだわかっていないことも多いのですが、ここ50年でさまざまなことが解明され、睡眠のメカニズムが明らかになってきました。睡眠の基礎知識を持って生活するのと、そうでないのとでは大きな差が生じます。

たとえば、睡眠は記憶の定着に大きく関わっているので「英会話や資格の勉強などを忘れないようにするにはどうすればいいか」（18頁参照）といったことも、睡眠のメカニズムから学ぶことができ、睡眠に関する悩みや問題の解決にも役立ちます。

実際、市民講座やセミナーの参加者に話を聞くと、実に多くの人が睡眠に関する悩みを抱えていることに驚かされます。

「朝、すっきりと目覚めることができない」

「日中に眠気を感じることが多い」

「睡眠時間が足りていないように思う」

――等々、その問題や悩みは、睡眠の質・量の両方にわたっています。病気というほどではないのですが、睡眠の質や量に問題を抱えたままの生活を続けていくと、問題はますます深刻になっていくのです。

睡眠の足りない状態を「睡眠負債」と呼びます。睡眠負債が蓄積され続けると、糖尿病や心臓病、がん、うつ病などの病気に至ってしまうことがわかっています。

しかし、さらに深刻なのは、多くの方が睡眠に関する悩みや問題を解決したいと思いながら、具体的な知識や手段をほとんど何も知らないことです。中には、勝手な思い込みや誤った知識によって、かえって問題を複雑にしているケースも見かけられます。

　そこで、私たち滋賀医科大学「睡眠学講座」では、本来は高度な研究課題である睡眠の知識と応用法を、できるだけ一般の方にも理解しやすい内容にして、企業や学校での教育講座や市民講座で普及させることに、力を注いできました。

　本書では、そうした実践講座の中で講義してきた話の中から、多忙な現代社会の中でぜひ知っておきたい知識、すぐにでも役立てることができる知識を選んで紹介しています。

　どうすれば質の良い睡眠をとることができるのか、という基礎知識はもちろん、社会生活をより快適におくるための睡眠に関するちょっとした知恵についても紹介しました。それぞれのテーマは、単に「こうすればよい」という結論を述べるだけでなく、「なぜ、そうした方がよいのか」について、読者の皆さんが正しい知識の裏付けを持てるように、グラフや図を示しながら、説明するように心がけました。

　結論だけを読み進むのではなく、裏付けとなる知識についても、しっかりと理解していただけると幸いです。

第一章　ビジネスシーンで役立つ睡眠の知識

——明日の仕事で集中力を発揮するために

仕事に活かせる睡眠術 1

英会話や資格の勉強を頭に定着させる眠り方

英会話を身につけたり、資格を取得してキャリアアップの武器にしようと考えている人は多いと思います。また、仕事に活かすために新たな知識を習得したいという人も多いでしょう。大人になってからも、勉強の機会は意外と多いものです。

しかし、学生時代と違って、勉強に充てる時間には限りがあります。それこそ、眠る間を惜しんで勉強しないことには生き残っていけない、というのが現代社会なのかもしれません。そこで、英会話や資格の勉強をより効率的に行うための方法について、睡眠という観点からお話ししましょう。

長期記憶と睡眠の関係

英会話や資格取得の勉強には「記憶する」という作業が必要です。

記憶は大きく2種類に分けることができます。名刺に書かれた電話番号を見て、電話を

【図1-1】睡眠が記憶に及ぼす効果

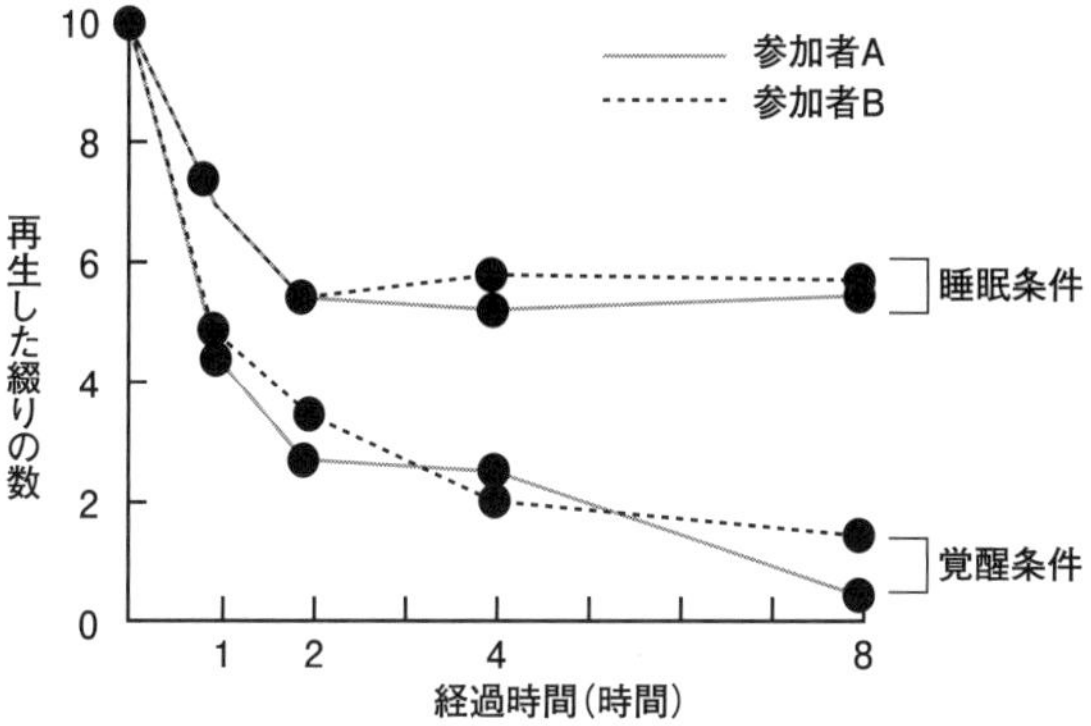

Jenkins & Dallenback,1924

かけるときなど、ほんのわずかな時間だけ必要とされる記憶は「短期記憶」と呼ばれています。それに対して、知識を覚える、体験した出来事を覚える、運動技能を身につけるといった、長い期間にわたっての記憶は「長期記憶」と呼ばれています。

この長期記憶の定着に、睡眠が大きな役割を果たしていることがわかってきました。

上の図1－1は、睡眠が記憶に及ぼす効果について、今から80年以上も前の1924年に報告された研究結果です。

実験の内容は、参加者A、Bに無意味な綴りでつくった10語を記憶させ、1時間後、2時間後、4時間後、8時間後の4回テストを実施して、覚えている語数を調査したものです。そのとき、参加者には２つの条件が与えられています。ひとつは途中で睡眠をとったもの（睡眠条件）、もうひとつは起こしておいたもの（覚醒条件）です。

結果は、参加者Ａの場合も、参加者Ｂの場合も、睡眠をとったとき（睡眠条件）の方が、多くの語数を記憶していることがわかります。睡眠をとると、より記憶に残りやすいということです。

この研究結果は当時、起きていると目や耳などから外的な刺激がたくさん入ってくるが、眠っていれば外的な刺激は少ないので「記憶が失われていくことが抑制される」というふうに説明されました。

しかし近年になって、睡眠は、単に記憶の消失を抑えるだけでなく、記憶を向上させる効果があることもわかってきました。

図１－２の実験データを見てください。

これは、24対の単語を学習し、睡眠と記憶の関係を調べたものです。

グラフの「前半」と書かれた部分を見ながら説明しましょう。

【図1-2】睡眠による記憶の向上

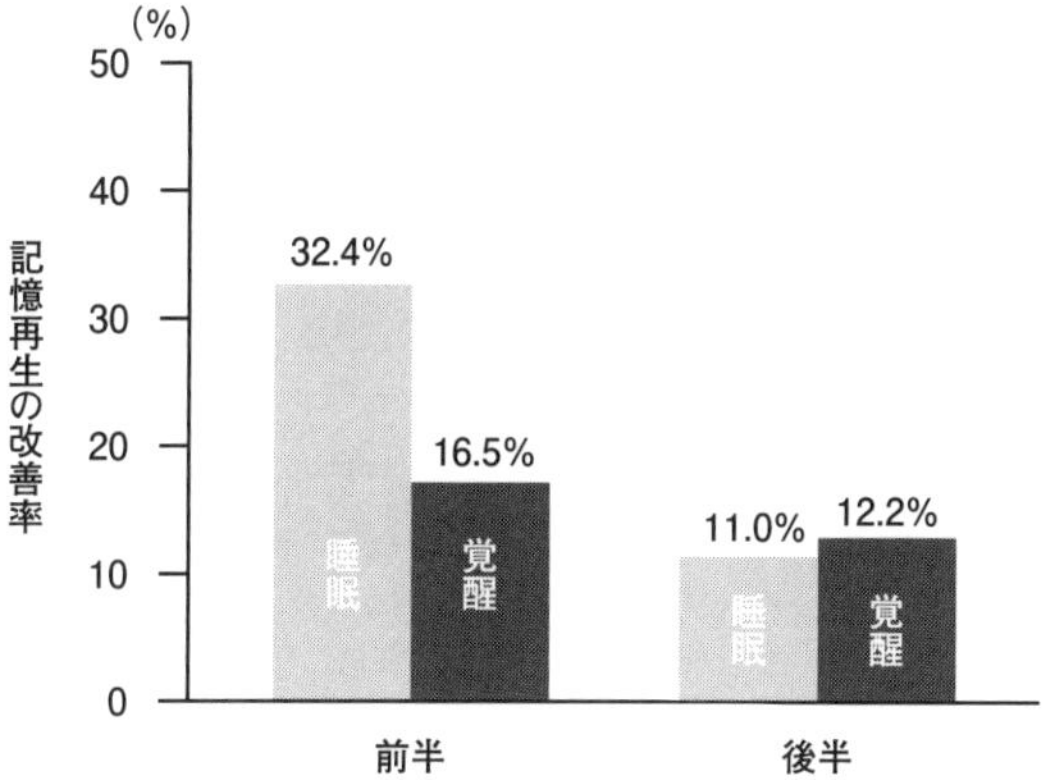

Plihal & Born,1997

前半の実験では、24対の単語を夜の10時15分から11時00分まで学習しました。どれくらい覚えているか記憶をチェックして、成績が基準の60％に達した時点で学習するのをやめました。そして3時間後の午前2時にふたたびテストを行い、記憶がどれくらい伸びているかを調べました。「睡眠」と書かれている棒グラフは、学習してからふたたびテストを行うまでの間、睡眠をとっていたグループで、「覚醒」は起きていたグループです。

睡眠をとったグループは記憶が32・4％も向上していました。

あくまでも「24対の単語」のケースですが、睡眠は記憶を向上させることがわかります。

図1―2の「後半」と書かれた棒グラフは、夜の11時00分から午前2時までの3時間睡眠をとり、それから24対の単語の学習をはじめたケースです。やはり成績が基準の60％に達した時点で学習をやめ、3時間後にふたたびテストを行っています。その3時間の間「睡眠」をとったグループと「覚醒」していたグループでは差はありませんでした。

この研究によると、単語の記憶では、夜の睡眠時間の、特に前半の時間帯で記憶が向上することが見てとれるわけです。

記憶の整理

私たちの脳には、さまざまな情報がたくさん入ってきます。

たとえば、英会話教室に行くまでの車や電車の中で見た風景、広告、車や電車の音、レッスンの前に友人と交わした雑談等々。そうしてインプットされた情報は、重要であるか、重要でないかにかかわらず、すべて私たちの脳の中にいったん蓄積されます。

私たちは、起きているかぎり、さまざまな情報を脳にインプットし続けているとも言えます。もし、そのまま情報が蓄積される一方なら、コンピュータのハードディスクと同様に、記憶容量はパンクしてしまいます。記憶は、すべてを覚えていればいいというものではありません。そこで、インプットされた情報を必要なものと不要なものに選別して、必要なものは記憶させ、不要なものは消去するという作業が脳の中で毎日行われています。それが睡眠です。

効果的に記憶を定着させる眠り方

睡眠には記憶を定着させ、向上させる働きがあります。

では、いつ睡眠をとれば、ベストなのでしょうか。

理想的なのは、学習した直後に眠ることです。

飛んでくる野球ボールの縫い目を見分けるような瞬間視などの認知技能の場合、学習直後に眠ると記憶した技能向上は4日間にわたって続くという研究結果も報告されています。

私たちの記憶は、5時間前に起こった出来事よりも、1時間前に起こった出来事の方がより強くインプットされています。学習で得た記憶が新鮮なうちに睡眠によって記憶を整理すれば、より確実に必要な情報をしっかりと定着させることができるのです。トレーニング後も起きていると、あまり重要でない情報が入ってきてしまいます。すぐに眠ることは、余分な情報をこれ以上、脳にインプットさせないという意味があるのです。

勉強をした後で、気分転換にテレビを見てから眠るというのも、おすすめできません。勉強が終わったらすぐに眠った方がいいのです。

「身体の記憶」にも睡眠は有効

このことは、運動技能の習得（ゴルフのレッスンなど）にも言えることです。

図1－3は、いかに正確にキーボードを叩けるかというテストによって、運動技能の記憶向上について調べた結果です。

スクリーンに表示された数字を決められた指で、どれくらい正確に入力できたかを測定しました。これを、12時間間隔で3回実施しているのですが、テストとテストの間に睡眠をとりました。Aグループは「朝10時の練習」と「テスト①」を行った後に睡眠を入れて「テスト②」を実施、Bグループは「夜10時の練習」の後に睡眠を入れて「テスト①」と「テスト②」を行っています。いずれも棒グラフが高いほど、正確な入力ができたことを

【図1-3】睡眠による運動学習の増強

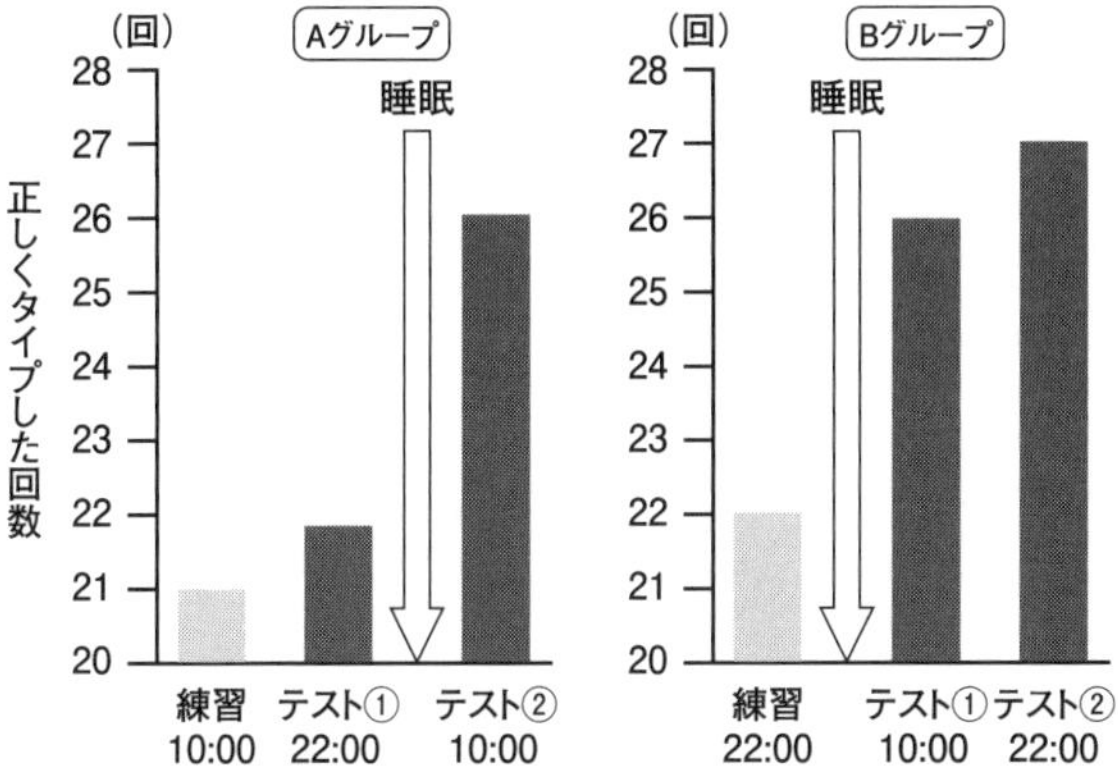

Walker, et al, 2002より改変

表します。

Aグループの場合もBグループの場合も、睡眠後にテスト結果が向上していることがわかります。

睡眠には、学習したことをより確実に定着させる効果があるのです。

プロゴルファーの石川遼選手は子どもの頃からお父さんと一緒に早朝と夕方にゴルフコースで練習をしていました。朝5時起床、夜は8時に就寝していたとのことです。つまり彼は、夕方に練習をした後、食事と入浴をすませたら、すぐに眠っていたということになり、トレーニングや技術向上と眠りの関係において、理想的な習慣を持っていたと言えます。

「学習」の後にできるだけ早く睡眠をとる。これは、英会話、資格試験の受験勉強、スポーツなど、あらゆるジャンルで学習の効果を高めるための大切なコツなのです。

仕事に活かせる睡眠術 2 徹夜作業では、30分でも眠った方がいい

1964年にアメリカの高校生が、何時間、眠らないでいられるかという世界記録に挑戦したことがあります。結果は264時間12分でした。つまり11日間あまりも起き続けていたことになります。

これはまるで、コンピュータを休ませないで、酷使し続けたようなものです。熱くなったコンピュータには、さまざまなトラブルが発生します。人間の場合にも同じことが言えます。睡眠をとらないと、脳も身体も正常な機能を果たさなくなってしまうのです。

この高校生の場合も、最後は幻覚が見えて、ふらふらの状態でした。

ところが、記録に挑戦したこの高校生は、その後14時間40分、ぐっすり眠って回復し、正常な生活に戻ることができました。

睡眠は、酷使し続けて熱くなってしまったコンピュータを止めて、冷やしてやるのに似ています。冷却して回復したコンピュータは、再び順調に動き始めます。ちなみに「寝だめ」という言葉がありますが、これは実際には不可能です。いくら、コンピュータを長く使わないでいても、それで性能がアップするということはありません。

世界記録に挑戦したこの高校生ほど極端な例ではないにしても、睡眠不足を積み重ねると、人はさまざまな不調に襲われます。集中力の低下、イライラといった、仕事や作業のミスにつながるマイナスの影響が現れてくるのです。

充分な睡眠が学習効果を上げる

では本当に、睡眠時間と能力の間には相関関係があるのでしょうか。

学校の成績と睡眠を例にとって考えてみましょう。

図1－4を見てください。これは、アメリカの高校生の睡眠と成績の関係について調べ

【図1-4】睡眠習慣と成績との関係

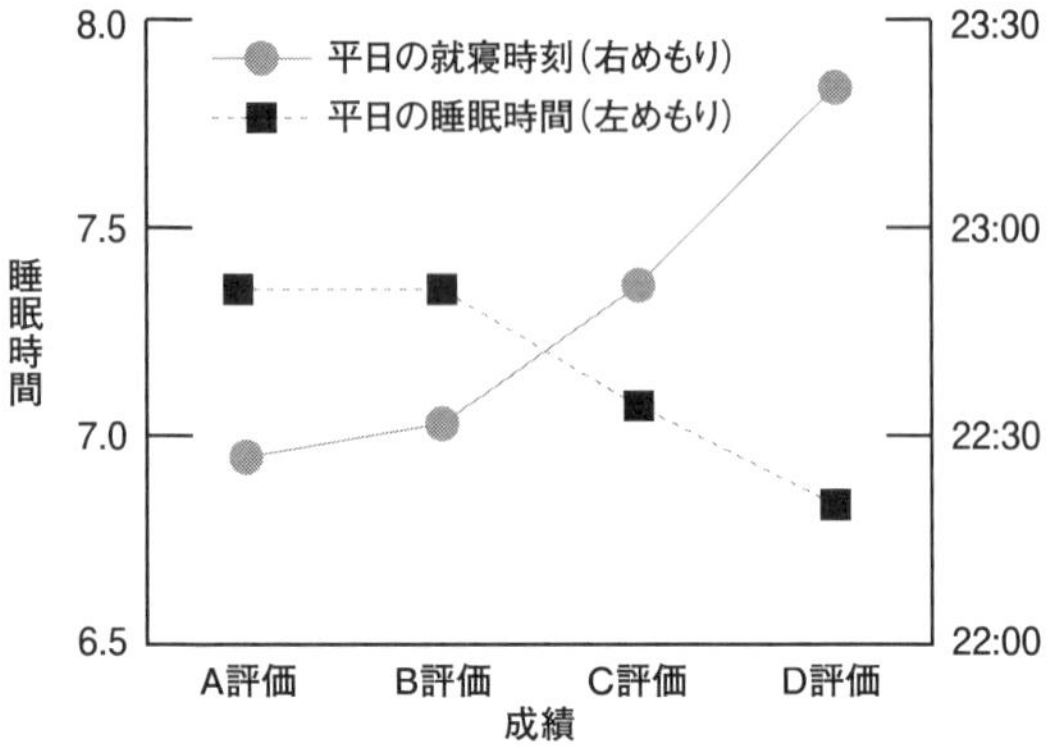

Wolfson et al,1998より改変

た研究報告をグラフにまとめたものです。

2つのデータが書き込まれていますが、ひとつは高校生たちが「就寝した時刻」、もうひとつは「睡眠時間の量」です。成績の良いA評価をとっている生徒は、早い時刻に就寝して、睡眠時間も長いことがわかります。

逆に、成績が悪くなるにしたがい、就寝時間は遅くなり、その分睡眠時間も少なくなっています。睡眠不足の影響が成績の低下につながっているのです。

健康にも悪影響を与える睡眠不足

しかし、成績への影響もさることながら、睡眠不足には健康への影響というもっと深刻な問題があります。

若くて健康な男性に、一日の睡眠時間を4時間に制限して6日間過ごしてもらったところ、交感神経が緊張することがわかりました。

交感神経は、一般に「闘争と逃走」を司る神経と呼ばれています。つまり、戦う場面や走る場面など運動時に活発に働く神経です。逆に、平静時に働くのが副交感神経で、両者を合わせて自律神経と呼んでいます。

交感神経が緊張すると、血圧や心拍数が上がります。必要以上の興奮状態は、心臓に大きな負担をかけることになります。

図1－5は、交代勤務の経験年数と心臓病のリスクについての調査結果をグラフに表したものです。交代勤務というのは夜勤などをふくむ勤務で、就寝時間が不規則になり、良い睡眠がとれません。つまり、交代勤務の経験年数を、睡眠不足や睡眠リズムの乱れに置き換えて考えることで、睡眠と心臓病との関係を考察することができます。

横軸は勤務年数、縦軸は勤務年数0～2年を「1」としたときのリスクを表しており、棒グラフが高いほど、リスクが高いことを意味しますが、勤務年数が長くなればなるほど、

【図1-5】
交代勤務の経験年数にみる
心臓病のリスク

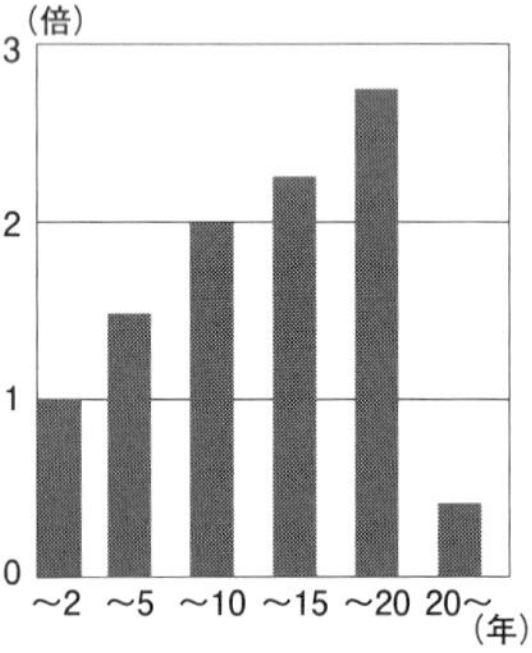

Knuttson, et.al.,1986

【図1-6】
交代勤務の経験年数にみる
うつ病の有病率

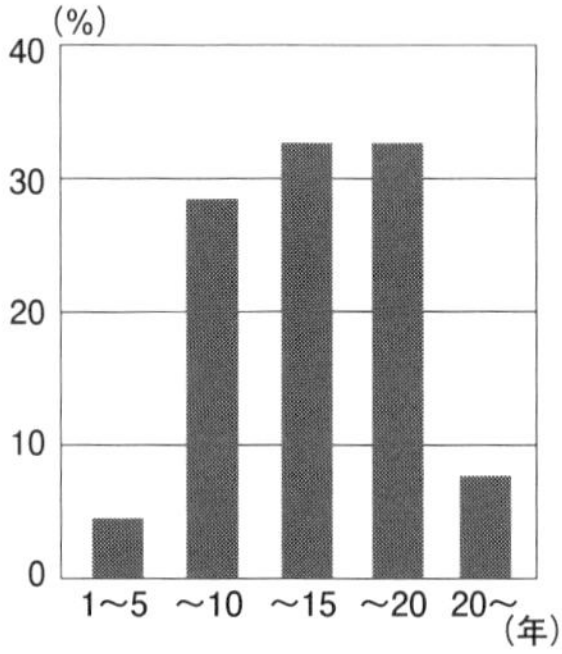

Scott, et.al.1997

心臓病のリスクが上昇していることがわかることでしょう。

同様に図1－6は、交代勤務の経験年数とうつ病の有病率についての調査結果で、縦軸はうつ病を有している人の割合を示しています。一番左の棒グラフ（勤務年数1～5年）では有病率は5％を下回っていますが、勤務年数5～10年になると有病率は30％近くに一気に上昇し、やはり勤務年数が増えればその割合は高くなっているのがわかります。睡眠不足が、精神的な病にも繋がっていくことを示しているものです。

ほかにも、睡眠は糖尿病と深い関係があることもわかっています。4時間睡眠のときと、

12時間睡眠のときの翌日のインスリン分泌量と血糖値を測った実験ではインスリンの分泌量と血糖値に違いがあることがわかりました。4時間睡眠だと、糖分を分解する働きを持つインスリンの分泌が低下し、血糖値も高くなっていたのです。この状態が慢性化して悪化すると、糖尿病になってしまいます。また、糖尿病患者の8割が、何らかの睡眠障害を持っているという調査もあります。

いかがでしょうか。睡眠不足が慢性化すると病気の原因になりうるのです。もちろん少しの睡眠不足では、これらの健康障害にすぐに結びついてしまうことはありません。しかし睡眠不足が長く続くと、将来、健康を害するという大きなツケを払うことになります。これを「睡眠負債」と呼んでいます。

たとえ30分でも眠った方がいい理由

人間は、眠っている間に脳と身体を回復させています。

睡眠による脳の回復については、コンピュータを例にして前述したとおりです。睡眠は、働き続けて疲れた脳組織を修復し、回復させます。また、起きているときに脳にインプットされた大量の情報を、眠っている間に整理し、不要な情報を消去し、必要な情報を記憶します。こうした脳の回復によって、人は活発に活動することができるのです。

一方、睡眠中には、疲れた身体を回復させる作業も体内で行われています。

ホルモンの分泌は、その代表例です。

図1－7は、成長ホルモンの分泌を示したものです。

成長ホルモンは、大人には関係のないもの、と思ってはいけません。発育期の子どもの身体の成長を促す成長ホルモンは、成人では、傷ついた組織を回復させる疲労回復のホルモンなのです。

このグラフの横軸は、一日の時間帯を示しています。一番左側が昼の12時、真ん中が夜中の24時（夜12時）、一番右が翌日の昼12時で、24時から翌朝8時までの色がついている部分は睡眠中を表しています。

成長ホルモンの分泌がピークになっているのは、人が眠りに入った直後に深い眠りが訪れている時間帯です。この最初の深い眠りで人間の体は、成長ホルモンを活発に分泌して一気に疲労を回復させます。

【図1-7】睡眠時に増す成長ホルモンの分泌

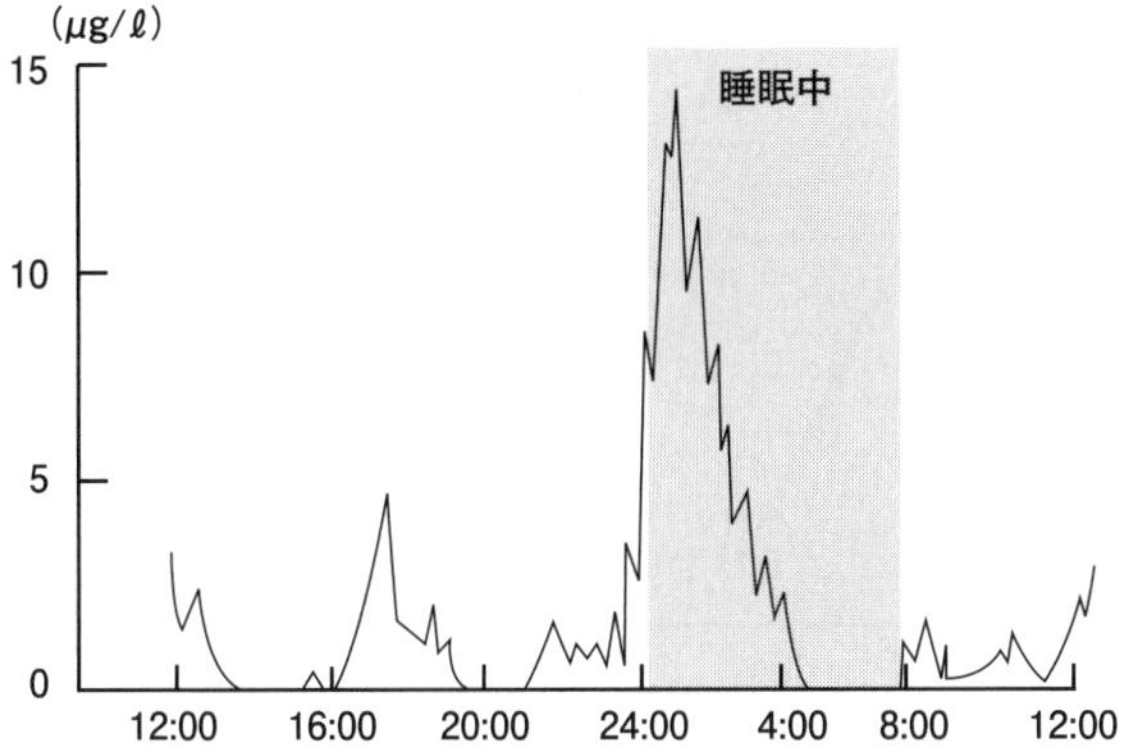

Van Coevorden et al,1991より改変

ですから、「今夜は少ししか眠れそうにないから、このまま朝まで起きていよう」と考えるのは間違いです。眠らなければ身体に大きな負担を残すことになります。たとえ少しの時間でも、眠れるのなら眠るべきなのです。

フィンランドの研究では、夜勤中に30分の仮眠をとることで勤務中の居眠りや、ミスを防ぐ可能性があることも示されています。

何時間眠ればいいのか

睡眠は健康と深いつながりを持っています。適度な睡眠は、日中により良い状態で活動し、長く健康を保つために欠かすことができません。11日あまりも眠らなかったアメリカ

【図1-8】睡眠時間と死亡率

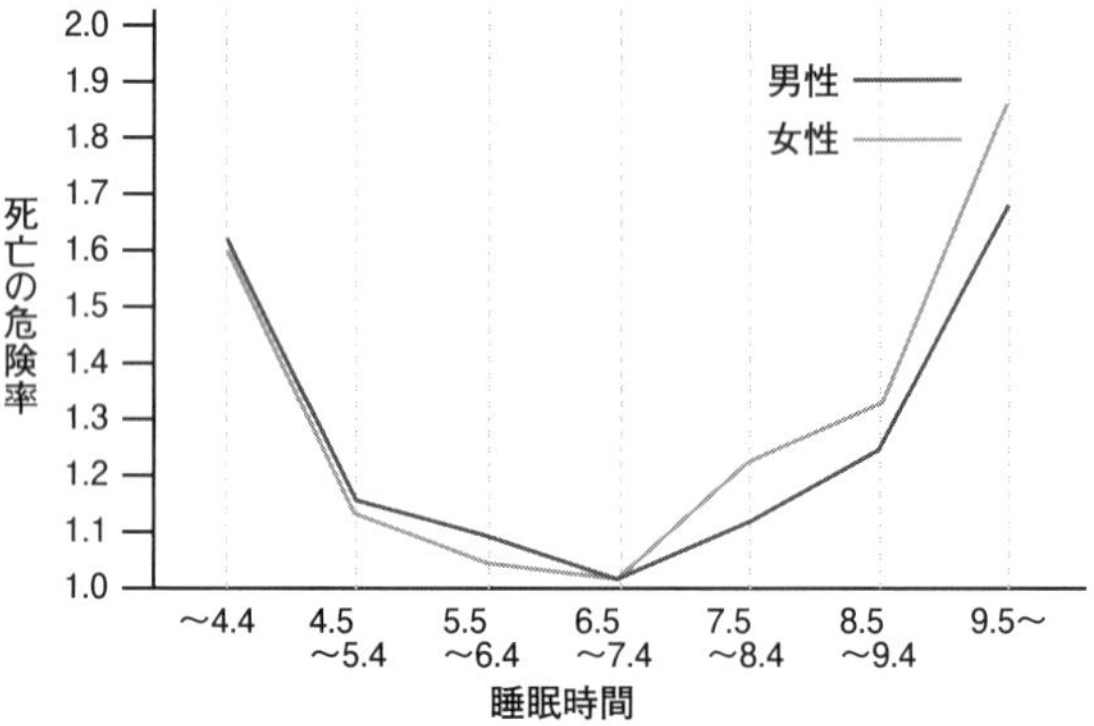

Tamakoshi A, et al.／SLEEP, 27:51, 2004

の高校生の例は極端ですが、人は眠らなければ日常生活に支障をきたすことは明らかです。

では、いったい人は一日に何時間ぐらい眠れば良いのでしょうか。

「8時間睡眠」とよく言われますが、科学的な根拠はありません。

図1－8は睡眠時間と死亡の危険率をグラフにしたものです。

縦軸に示した死亡の危険率の数値が低いほど、より健康的であるという意味です。

最も危険率が低いのは、男女ともに6・5時間〜7・4時間睡眠の人です。

睡眠時間が短くなるほど危険率は上がっていますが、睡眠時間が長い人も危険率は上がっています。長時間眠れば眠るほど健康にプラスである、というものでもないのです。

残念ながら睡眠時間には個人差があり、何時間が良いと言い切ることはできません。アインシュタインは10時間の長時間睡眠者だったと言われていますが、多くの業績を残して76歳の長寿を全うしていますから。

私は日中に強い眠気がなく、なすべき仕事が普通にできていれば、その睡眠時間がその人にとっての充分な睡眠時間だと考えています。

仕事に活かせる睡眠術 3 出張やゴルフで朝早く起きるコツ

ゴルフで朝早く起きようと思ったのに、なかなかスッキリと目覚めることができなかった、という経験がある人は多いのではないでしょうか。いつもより体がだるい状態でコースに出ても、思うようにスコアを伸ばすことはできないでしょう。

出張で、いつもよりも早い時間に出かけなければならない、というときも同じです。どうにか起きて、約束の時間には間に合ったものの一日、頭がぼうっとして、仕事に集中できなかったという経験はありませんか。これでは、実力を充分に発揮できないばかりか、ふだんはしないようなミスを犯してしまうかもしれません。ミスによって仕事の評価が急降下したり、ゴルフのスコアが伸び悩んだりして、悔しい思いをするのは、できれば避けたいものです。

たとえば、みなさんは、「翌朝、早く起きるためには、前の晩は早めに眠らなきゃ」と考えてはいませんか。でも、その結果はどうでしょう。いつもより早い時間にベッドに入ってみたものの、なかなか上手く眠れず、結局、睡眠不足のまま翌朝、眠い体を無理やり起こして出張やゴルフにでかけるということになっていないでしょうか。

前の晩に早く眠ることは、間違いではありません。ただ多くの人は、やみくもに「眠ろう!」と意気込んで、失敗しているのです。

では、どうすれば、適切な時刻に睡眠に入って翌朝スッキリと目覚め、その日一日を快調に過ごすことができるのでしょうか。

残念ながら「眠りたいと思った時刻に必ず眠れる特別な睡眠法」というのは存在しませ

ん。眠る時刻や起きる時刻をアラームのように、あらかじめセットしておくことはできないのです。

しかし、人間の身体は一定のリズムにしたがって眠ったり起きたりしているので、その眠りのメカニズムを理解して行動することで、ここ一番というときに役立つ、ちょっとした早起きのコツをつかむことができます。

ポイントは「やみくもに」眠ろうとするのではなくて、メカニズムを理解して上手く眠りをコントロールすることです。

どんなに眠っても眠気はやってくる

まずは、眠りのメカニズムについて説明しましょう。

市民講座でお会いした看護師の幸子さん（28歳・仮名／以下同）の体験談を紹介します。この体験談には、人はなぜ眠くなるのかというメカニズムの要素が2つ表れています。

幸子さんは、その日、夜勤で働いていました。勤務中に突然仕事が忙しくなり、ほとんど仮眠をとれないまま帰宅しました。ベッドに入ったのが午前10時。そのまま夕方6時まで8時間、ぐっすりと眠りました。「こんなに長く眠ってしまっては、今夜はきっと眠れないだろうな」と思っていたのですが、午後10時になると再び眠くなってきました。ベッドに入るとすぐに眠ってしまい、夜中に目が覚めることもなく、翌朝までぐっすり眠ることができました。

いくら徹夜で働いたとはいえ、人はこんなふうに二度も続けて眠ることができるのでしょうか。

夜勤慣れしている看護師の特別なケースだと思われるかもしれませんが、しかし、眠りのメカニズムから言えば、これは自然な睡眠だったと考えることができます。

ホメオスタシスと体内時計

幸子さんが夜勤明けの午前10時に眠ったのは、徹夜の勤務で脳や身体の疲れがピークに達していたからです。脳が高度に発達した人間は、脳を休ませないとうまく活動できません。そこで疲れてくると自然と睡眠を促す物質（睡眠物質）が脳内にたまり、睡眠中枢に働きかけて眠気を誘発し、覚醒中枢にも作用して覚醒レベルを低くします。つまり、疲れたから眠るという作用です。

これを専門用語でホメオスタシスと呼んでいます。

しかし、再び午後10時に幸子さんが眠ってしまったのは、疲れとはあまり関係がありません。睡眠によって脳や身体はすでに回復しているからです。

では、この午後10時の眠気は、何によって引き起こされたのでしょうか。

これは体内時計によるものです。

その日の疲れには関係なく、一定の時刻（通常は夜）になると眠くなるという作用です。

私たち人類をふくむ地球上の生物は、太陽の影響を強く受けながら進化してきました。

コウモリやネズミなどの夜行性の動物は、太陽の光が届かなくなった夜に活動して獲物を捕獲します。逆に私たち人類のように昼間に活動する動物の多くは、日が沈むと休息をとります。

２００９年7月の皆既日食のとき、沖縄の動物園で、昼間なのに突然、生殖活動を始めるダチョウの姿が観察されました。これは、太陽の光が届かなくなったために、夜だと勘違いして通常夕方に行う生殖活動を始めてしまったのです。人間の場合は、太陽が昇る朝に目覚めて活動し、太陽が沈んで気温が下がる夜には眠ります。そういう生活を何万年も繰り返して続けてきた結果、自然と身体が太陽とともに覚醒と睡眠のリズムを刻むようになったのです。

メラトニンと太陽の光

図1―9を見てください。

これはメラトニンというホルモンの一日の分泌状況を示したものです。

横軸は時刻で、縦軸は血液中のメラトニンの量を表しています。

メラトニンは眠りと密接な関係があるホルモンです。メラトニンの分泌は夕方頃から増え始め、人が眠っている深夜の時間帯に最も多いことがわかります。

一方、図1―10はメラトニンの分泌と体温の変動を表したグラフです。メラトニンの分泌が増えているときは、体温が下がっていることがわかるでしょう。体温が下がると人間は眠くなるのです。

メラトニンはさまざまな動物の体内にある物質ですが、人間の場合は、体温を下げ、呼

【図1-9】メラトニンの1日の分泌量

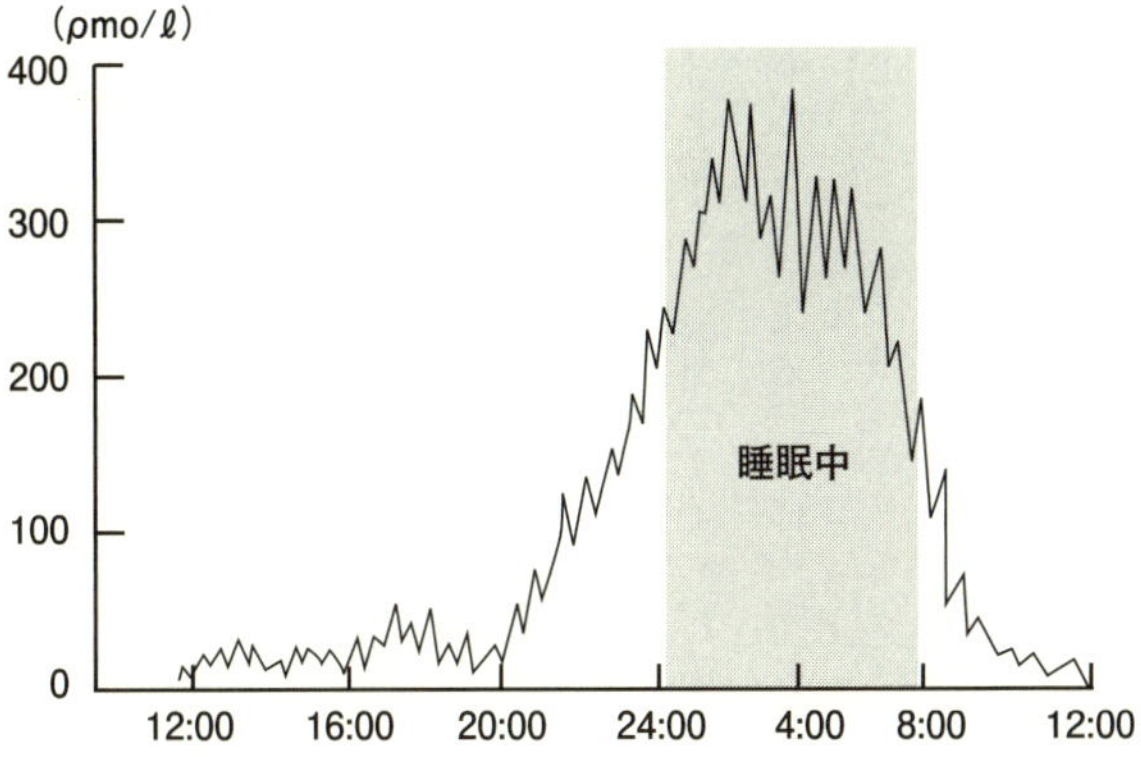

Van Coevorden et al,1991より改変

【図1-10】メラトニンの分泌と体温の変動

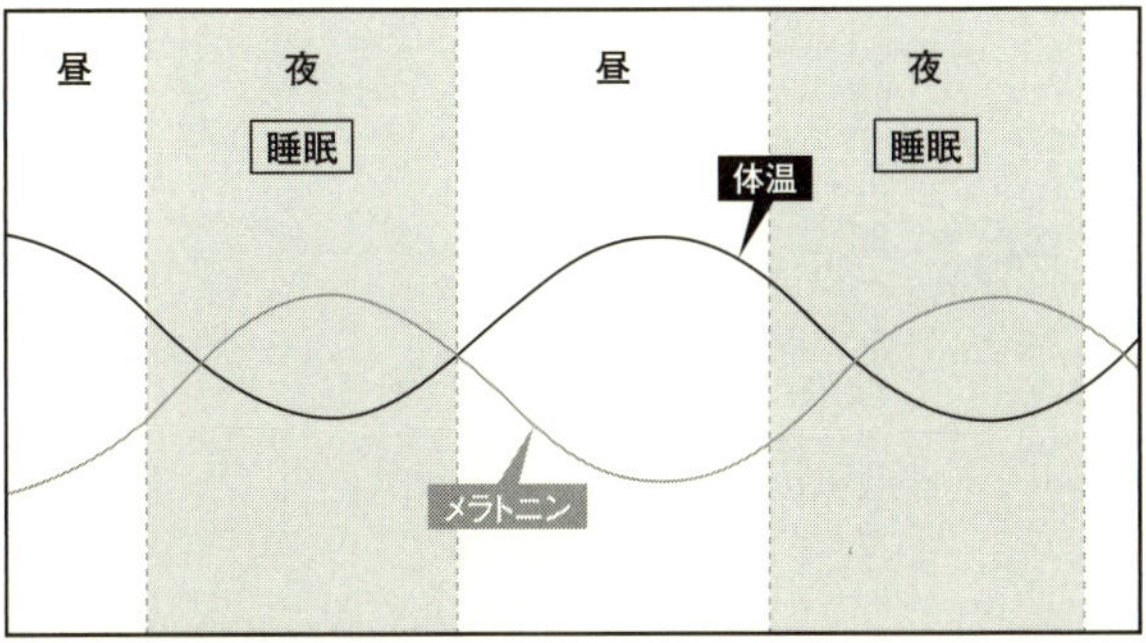

睡眠学講座「快適ライフと睡眠学」より

吸や脈拍、血圧を低くして眠るために適した生理的変化を引き起こす働きをします。交感神経よりも副交感神経を優位に保ち、気持ちを落ち着かせる効果も発揮します（メラトニンはこの他にも性的成熟の抑制など、人にさまざまな変化を引き起こします）。

このように、夜になると、人を眠らせる働きをするホルモンであるメラトニンが多く分泌されるように、人間の体は一定のリズムを刻んでいます。

では、こうした体内時計のリズムは、何によってコントロールされているのでしょうか。

さきほど、私たち地球上の生物は太陽とともに生活しているとお話ししました。

人間が、朝起きて目を開けると目から太陽の光が入ってきます。光の刺激は脳の中で体内時計を司る「視交叉上核《しこうさじょうかく》」と呼ばれるところに伝わります（107頁の図2－4参照）。この光の刺激によって人間の体内時計は朝が訪れたことを知ります。人間の体内時計は本来約25時間周期でリズムを刻んでいるのですが、私たちが24時間周期で活動できているのは、毎朝、光の刺激によって体内時計をリセットしているからなのです。

光の刺激はその後「上頸部交感神経節《じょうけいぶこうかんしんけいせつ》」を経て脳内の「松果体《しょうかたい》」へと伝わります。光の刺激を受けてから15～16時間が経過するとメラトニンが生産され、眠気が訪れます。

眠りたい時刻の15～16時間前に起床する

ここまで話せば気づかれたと思いますが、眠りたい時刻の15～16時間前に起床して体内時計をリセットしておけば、その夜、快適に眠りにつくことができるというわけです。ただし、人間は機械ではありませんから、こうした体内時計のリセットも、自由自在にコントロールするというわけにはいきません。たとえば、毎日8時に起床している人が、ある日突然朝4時に起きたからといって、一気に4時間、正確に体内時計がリセットされると考えるのは早計です。数日間をかけて、少しずつ体内時計を調整していくのが理想です。

忙しい現代人には、数日間をかけての調整というのは現実的ではないかもしれませんが、せめて「やみくも」に早く眠ろうとして失敗をすることは避けたいものです。眠りのメカニズムを頭に入れて体内時計を調整することで、早朝からのゴルフや仕事に上手く対処してみてください。

そしてもうひとつ大切なことは、体内時計の調整では、起きたら必ず太陽の光を浴びて、目に充分な光を入れることです。光の刺激を脳内にインプットしてはじめて、体内時計がリセットされることを忘れないでください。

朝、カーテンを閉じたままの暗い部屋の中にいたのでは、光の刺激が充分に伝わらず体内時計はリセットされません。具体的には2500ルクス以上の光を浴びれば、体内時計のリセットには充分だと言われています。住まいの環境にもよりますが、屋内でも窓際であれば2500〜3000ルクス程度の明るさがあります。屋外の場合は、晴れていれば2万〜10万ルクス、曇っている日でも1万〜2万ルクスはありますから、やはり屋外は格段に明るいのです。

カーテンを少し開けておいて、自然に光の刺激で目覚め、できれば新聞を取りに行ったり、犬の散歩へ出かけたりして、屋外の太陽光を浴びることが健康的な睡眠・覚醒リズムには大切です。

仕事に活かせる睡眠術 4

月曜日にスッキリした頭で仕事に入る眠り方

心筋梗塞や脳溢血で亡くなる方が、月曜日に多いという統計があります。

あるタクシー会社では、交通事故が休み明けに多く、対応に苦慮しています。病気や事故というほどではないにしても、休み明けの月曜日に、頭がぼうっとして集中力が湧いてこない、という経験をしたことはあるのではないでしょうか。

「休日明けだから、気分が乗らないのは当然だ」と考えている人も多いことと思います。しかし、はたして「気分」だけが原因なのでしょうか。

本来、人は日中に活動して夜に眠るという生体リズムを持っています。朝、目覚めた後、体温は上昇していき、活発に動ける身体の状態が作り出されます。

それなのに、日中に頭がぼうっとしているというのは、睡眠不足が原因であることが多いのです。

睡眠不足の原因の典型は、夜、眠りに入る時間が遅くなってしまうのに、朝は決まった時間に起きなければならない、というパターンです。

月曜日に睡眠不足になってしまうのは、日曜日の夜、いつもの時間に眠ることができていないからです。

うか。

睡眠リズムの乱れ

では、なぜ日曜日（休日）の夜は、いつもの時間に眠りに入ることができないのでしょうか。

実際の例をもとに考えてみましょう。

図1－11は、睡眠外来を受診した豊田さん（小学校教諭・男性）の睡眠日誌です。睡眠日誌とは、その人の睡眠の状態を把握するために、患者さん自身につけてもらっている睡眠に関する記録です。黒く塗りつぶされているところは睡眠していた時間、斜線部は眠気を感じていた時間です。上は改善前で5月の連休中のもの（2日と6日以降が平日）、下が改善後で通常月のものです。

豊田さんの場合は、月曜日の朝だけでなく、ウィークデーの日中、常に強い眠気を感じ続けていました。日中に突如眠気が襲ってきて、ひどいケースでは人前でも本当に眠ってしまうナルコレプシーという睡眠の病気ではないかと心配して睡眠外来を受診したのです。しかし原因は、睡眠リズムの乱れにありました。

豊田さんの改善前の睡眠日誌を見ると、休日の睡眠時間が平日に比べて2時間以上も長

【図1-11】睡眠日誌

改善前

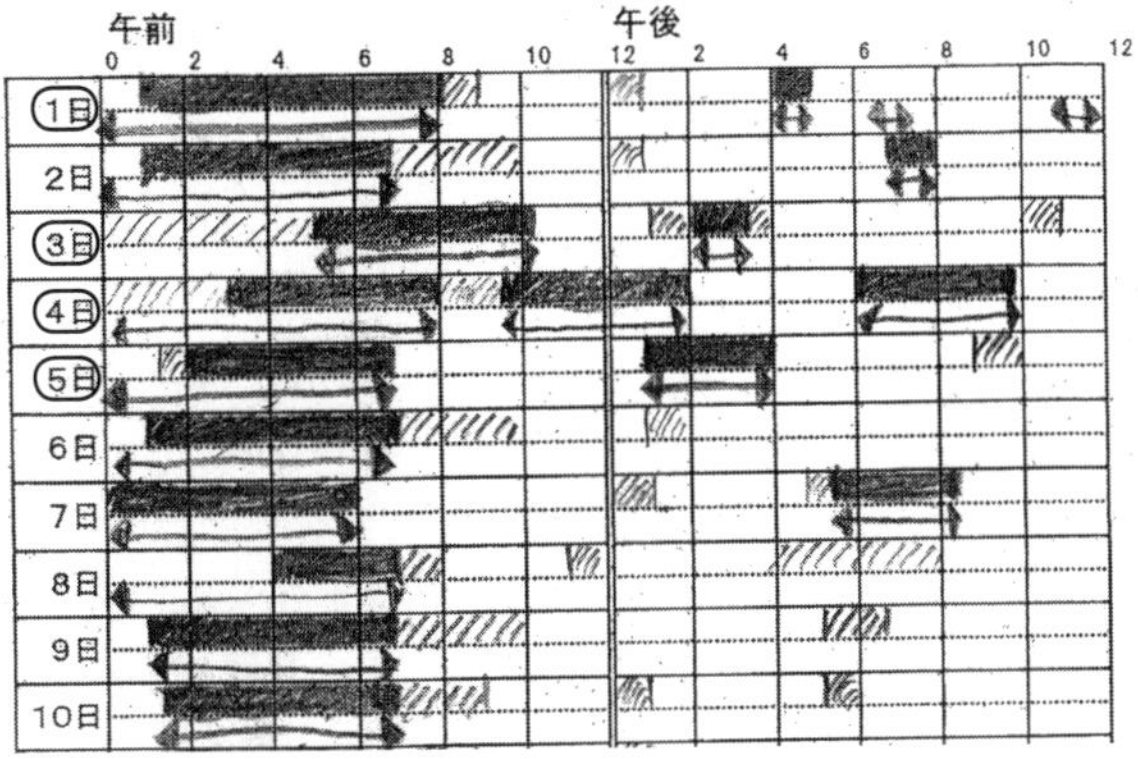

改善後

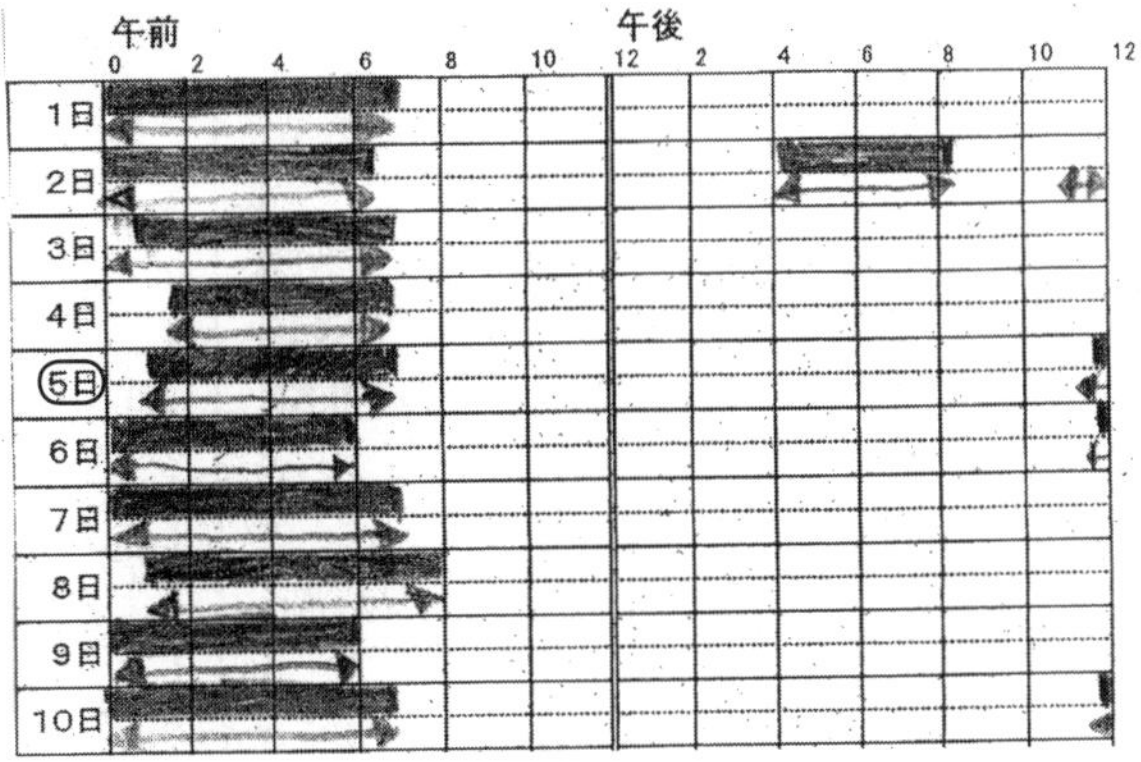

※28歳・男性。改善前＝2005年05月、改善後＝同年6月。○印は日曜・休祝日

いことがわかります。5月の連休は、ほとんど一日中眠っていました。休みの日の睡眠時間が長いというのは、休み明け（月曜日等）に睡眠不足になる、典型的な睡眠のパターンです。

これは眠りすぎて眠れないという話ではありません。問題はリズムの乱れです。人が眠くなるのは、光と密接な関係があります。

太陽の影響下で進化してきた人間は、太陽とともに行動するようにできています。人は朝、起きて太陽の光を浴びると、夜に眠くなるというメカニズムを持っています。朝、起きて目から光の刺激が入ると体内リズムがリセットされ、これによって夜に眠気が訪れます。人の睡眠は、起きた時間によってある程度コントロールされています。

ところが、休日の朝は、いつもより遅い時間まで眠っているという人が実に多いのです。ウィークデーによく眠れないので、休日に「寝貯め」をするという発想だと思いますが、実際にはこれが、月曜日の睡眠不足を招くという悪循環の始まりです。

日曜日の朝に、いつもより2時間遅く起きれば、夜になって眠くなるのも2時間遅れます。しかし、月曜日の朝は決まった時間に起きなければいけません。睡眠不足になるのは当然です。

週休2日や大型連休が増えた現代では、この悪循環はさらに顕著です。

豊田さんは、休日に乱れた睡眠リズムを元に戻せないままウィークデーを迎え、日中、強い眠気に襲われ続けるようになっていました。

夜に受ける「光の刺激」

眠気を誘発するホルモン、メラトニンは、朝、光の刺激が目から入って体内時計がリセットされてから15～16時間後に分泌量が増えます。日中は光の刺激を受け、メラトニンの分泌は抑えられています。夕方から夜にかけて太陽が沈み、暗くなると、そのリバウンドで分泌が増えると考えられています。

ところが、分泌量が増えている夜の時間帯に、ふたたび光の刺激を受けると、メラトニンの分泌もふたたび抑制されてしまいます。

人類が誕生した頃の地球には、今のように明るい照明などありませんでした。エジソンが白熱電球を発明したのは1879年のこと。当時、「世界から夜が消えた」と言われたそうですが、これがたかだか130年ほど前の話です。

人類の誕生は200万年前とも言いますから、長い間、夜は暗いものでした。人類の体には「夜は暗いもの」という情報が刻み込まれているのです。

ですから、夜になってから光の刺激がふたたび目から入ると、人間の体は昼間と勘違いをしてしまうのです。

豊田さんは、ウィークデーの夜に、眠くなるまでの暇つぶしにインターネットを見ていました。テレビやパソコン、携帯電話の画面を見つめていると、強い光によって交感神経が刺激され、眠気が失せてしまいます。

これが豊田さんの睡眠不足を、さらに悪化させる原因になっていました。

そうして、たまりにたまったウィークデーの睡眠不足を解消しようと、日曜日に朝遅くまで眠る。するとそれが、月曜日の睡眠不足につながる。豊田さんは、最悪のスパイラルに陥っていました。

豊田さんのケースで私がアドバイスをしたのは、次の2点です。

① ウィークデーのテレビやパソコンを早く切り上げて12時前に眠ること。

②　遮光カーテンを開けたまま眠り、朝は太陽の光で目覚めて、太陽の光の下で新聞を読むこと。

1ヶ月後の成果が、図の下側の睡眠日誌です。眠る時間と起きる時間が一定して、日中の眠気もほぼゼロになりました。

日曜日の午後、15〜20分の仮眠で調整

それでもやっぱり、週末は夜更かしをして過ごしたい、という人も多いでしょう。見たかった映画を家族と一緒にＤＶＤで見たり、じっくりとパソコンに向かったりと、週末の夜はついつい夜更かしをしがちです。

睡眠のリズムを崩す原因になる夜更かしは、本来はけっしておすすめできることではありません。しかし、もし土曜日の夜に夜更かしをしてしまっても、月曜日にスッキリとした頭で仕事に入るために、ぜひこれだけは実行していただきたいという睡眠のコツを話しておきましょう。

眠る時間は起きた時間によって決まるのです。

ですから、かりに土曜日の夜に夜更かしをしてしまったとしても、日曜日の朝は、いつもと同じ時間に目を覚まして、太陽の光の刺激を目からしっかりと入れてください。そうすることで、日曜日の夜、自然と眠気が訪れて、朝までしっかりと睡眠をとることができるでしょう。

もし、日曜日の昼間に眠くなったら、午後2時～4時の間に15～20分の軽い仮眠をとるのが良いでしょう。この時間帯は、一日の体内リズムの中で軽い眠気が訪れる時間帯です。この軽い眠気を利用して脳をリフレッシュすれば、本格的な眠気が訪れる夜の時間までを快適に起きて過ごすことができるので、夜、睡眠に入りやすくなります（このあたりのメカニズムは次項を参照）。

ただし、昼寝はあくまでも短い時間の眠りで脳をリフレッシュしてください。長い睡眠をとってしまって、脳が本格的な睡眠の態勢に入ってしまったところで目覚めると、起きた後もしばらく強い眠気が残ります。また、昼間に長い睡眠をとってしまうと、夜の睡眠の質を悪くしてしまいます。

午後の仮眠は、くれぐれも短い時間でとるようにしてください。

仕事に活かせる睡眠術 5

徹夜作業や夜勤で眠くならないための昼寝術

人間の身体は、日中に活動をして、夜に休息をとる生活を続けるように、200万年以上も前からコントロールされています。太陽とともに起きて、真っ暗な夜は睡眠によって休息をとるという生活のリズムです。

しかし、現代社会では、深夜にも多くの人が働いています。

夜勤の医師や看護師、24時間営業のコンビニエンスストアやレストラン、深夜の工事現場、さらには、日中に働くデスクワーカーでも、徹夜で仕事を仕上げなければならないということもあるでしょう。

夜勤や徹夜は、本来、眠っているはずの夜に、起き続けて働くのですから、その疲れは相当なものです。

この夜勤や徹夜の作業で生じる疲れや眠気を、少しでも和らげる方法はないのでしょうか。ここでは、それをテーマにして考えていきます。

【図1-12】人の体温変化と眠気のリズム

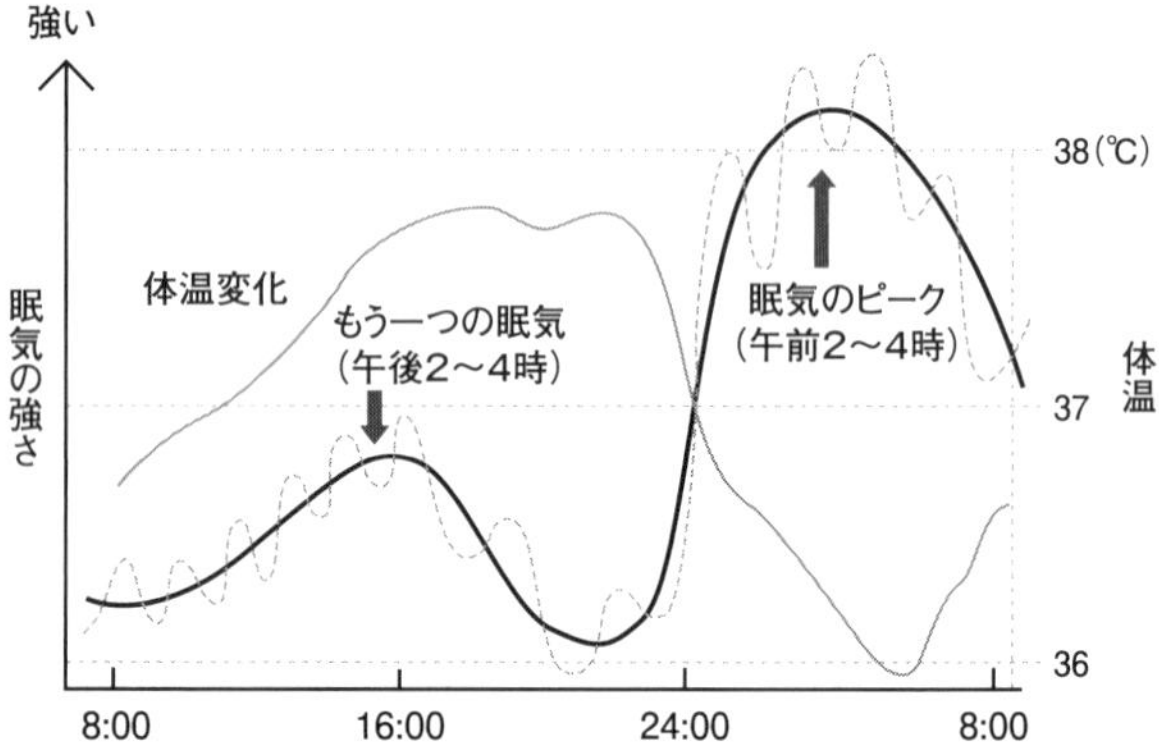

Lavie P, et al,1985より改変、追加

眠気のピークは深夜2〜4時

図1－12は、一日の体温と眠気の変化をグラフにしたものです。

細い線は体温を、太い線は眠気の強さを表しています。

眠気の太い線は、実際は細かく変動している眠気（点線）の平均値を表したもので、太い線の山が高いほど眠気が強いことを表します。

体温も眠気も一日のうちで、大きなリズムを刻んでいることがわかると思います。

眠気は、深夜の午前2時から4時の時間帯にピークを迎えます。そして、ちょうどその時間帯、体温も最も低くなっています。これは、人間の生体リズムによって刻まれた、眠気と体温の波です。

アメリカ・スリーマイル島の原発事故（1979年）、旧ソ連・チェルノブイリの原発事故（1986年）、世界的な石油企業エクソンが経営不振に陥る原因となったアラスカ沖タンカー座礁事故（1989年）などは、いずれも深夜の時間帯に起きています。自衛隊イージス艦の衝突事故（2008年）も、午前4時7分という眠気がピークに達する時間帯に起きました。海上自衛隊では監視の交代を午前4時に行っています。体温が低下して身体が活発に動きにくい時間帯に監視を交代して引き継ぎを行うことは、人間の生体リズムを無視した非常に危険なやり方だと言わざるを得ません。

午前2時から4時の時間帯は、体温も下がり、人間の活動がもっとも低調になる時間帯です。生体リズムによって刻まれたこの強い眠気は、一日のうちで必ずやってくる、避けようのない眠気です。この眠気をまったく解消してしまうことはできません。

しかし人間の眠りは、生体リズムだけによってコントロールされているわけではありません。人間の眠りは、生体リズムと、専門用語でホメオスタシスと呼ばれる、疲れたら眠くなるという機能の2つのバランスによって、コントロールされているのです。

つまり、２つの機能のうち、生体リズムがコントロールできないのであれば、ホメオスタシスを少しでもコントロールして、夜勤や徹夜作業が少しでもスムーズに行えるようにするしかありません。

このホメオスタシスという機能は、脳内にたまった疲労物質が睡眠中枢を刺激することで眠気が引き起こされるというメカニズムです。

人間は起きて活動している以上、脳を使っています。そして、その間に、脳内に疲労物質はたまり続けます。この疲労物質が、眠気を引き起こし「疲れたから眠い」と人は感じるのであり、疲労物質の蓄積こそ、人が眠くなる、もうひとつのメカニズムなのです。

もうおわかりでしょう。

夜勤や徹夜にそなえて、日中にたまった疲労物質を一日の中のどこかでいったん取り除いておけば、その分だけ夜勤や徹夜のときの疲れと眠気を軽くすることができます。

そして、疲労物質を取り除く方法は睡眠以外にはないのです。

身体は睡眠をとらなくても、横になって休んでいるだけでもある程度、疲労を回復させることができますが、脳の疲れは睡眠をとらないことには回復させることができません。

夜勤や徹夜の前に、睡眠をとっておけば、深夜の疲れと眠気を軽減できるのです。

「もうひとつの眠気」を利用する

では、どんな時間帯に睡眠をとっておけばよいのでしょうか。

もう一度、図1－12を見てみましょう。

眠気の強さを示す太い線をよく観察してください。山が高くなっているところが、眠気が強いことを表しています。この眠気の山をよく見ていくと、深夜の午前2時から4時に非常に強い眠気（高い山）があり、それとは別に、昼の午後2時～4時にも、軽い眠気（なだらかな山）があることが、わかると思います。

この午後2時～4時の眠気では、体温は下がっていません。

体温が下がっていないのに、眠いのです。

「昼ごはんを食べた後は眠くなる」と考えがちですが、実は、昼食とはまったく無関係です。これは、一日の生体リズムに刻まれた「もうひとつの眠気」です。

人間のルーツはアフリカにあると言われます。アフリカの午後2時～4時と言えば、太陽が照りつけて外気温も高い時間帯です。人間は、この時間帯にはじっと休息しているようにリズムが刻まれたのではないかと推測されています。

この「もうひとつの眠気」のリズムを、うまく活用すれば、スムーズに仮眠をとることができるでしょう。午後2時〜4時の間は、自然と眠気が高まっていますから、夜勤や徹夜にそなえて眠るのに適した時間帯と言えます。逆に夕方7時から9時は交感神経が最も活性化している時間帯です。この時間は「睡眠禁止ゾーン」と呼ばれ、眠ろうと思っても、眠れない時間帯です。この時間帯に仮眠をとろうとしないことをおすすめします。

90分〜120分の昼寝

次に、どれくらいの時間、眠ればよいのかを考えてみましょう。

図1－13を見てください。

これは、147名の被験者（平均年齢29・6歳）の睡眠について調べたグラフです。

グラフの縦軸は、睡眠深度（眠りの深さ・浅さ）を表します。上へ行くほど眠りは浅く、覚醒（起きている状態）に近い眠りです。逆に下へ行くほど、眠りが深いことを表します。

【図1-13】眠りのリズム

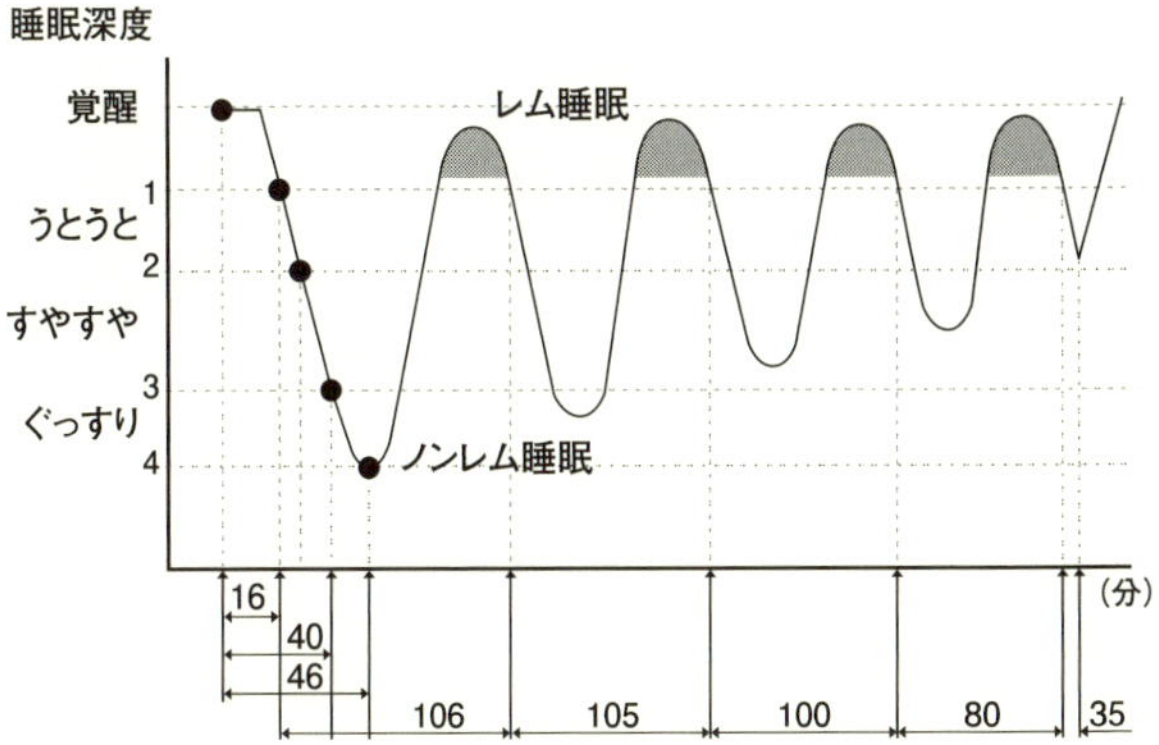

※N＝147、実験回数399回、被験者平均年齢29.6歳／Source:Sleep disorders Center. Stanford University

横軸は時間の経過です。左側が眠り始め、右側が眠りの終わりです。

睡眠には、脳を鎮静化させ修復させる役割を担っている「ノンレム睡眠」と、記憶の整理などを担っている「レム睡眠」があります。人はこのノンレム睡眠とレム睡眠を繰り返しながら眠っています。

さて、グラフの左端、眠り始めの部分を見てください。眠り始めるとまずノンレム睡眠に入ります。眠り始めて16分後では睡眠深度は「1」です。この段階では外部からの音も聞こえています。睡眠深度「1」「2」は浅い睡眠です。40分後になると睡眠深度は「3」に達しています。46分後では睡眠深度は「4」です。睡眠深度「3」「4」は深い睡眠です。

前項の終わりの部分で、午後の仮眠は15分〜20分でとお話ししました。なぜなら、それ以上長い時間眠って深い睡眠の途中で起きると、強い眠気が残り、しばらく頭がぼうっとした状態になってしまうからです。これを睡眠慣性と呼びます。

しかし夜勤や徹夜仕事にそなえて、疲れた脳を少しでも修復しておくことが目的の昼寝では、もっと長い時間の睡眠が有効です。

ひとつの目安として、90分〜120分後の目覚めがよいでしょう。睡眠深度「1」の段階で目覚めると、すっきり目覚めることができるからです。グラフを見ると、122分(16分+106分)の睡眠深度が「1」であることがわかると思います。あるいはさらに長く睡眠をとって、次の睡眠深度「1」の段階で目覚めてもよいでしょう。

ただし、このグラフはあくまでも夜の睡眠について調べたもので、昼の時間帯に、夜と同様の睡眠が得られるとは限りません。また、睡眠のリズムには個人差があります。実際に午後の睡眠時間を何度か測ってみて、自分にとって最適の仮眠時間を知っておくとよいでしょう。

もう一度、おさらいしておきます。

夜勤や徹夜にそなえる仮眠は、午後2時〜4時の眠気のリズムを利用して、90分〜120分を目安にとる（できれば自分にとって最適の睡眠時間を測っておく）のが、おすすめです。

仕事に活かせる睡眠術 6　仕事帰りのフィットネスジム時間帯に注意

睡眠外来を受診された鈴木さん（37歳・男性）の話です。

運動不足が気になっていた鈴木さんは、健康増進のために仕事帰りにジムへ通うことにしました。仕事が終わってからジムへ入るのが夜9時（夜9時からは会費も安いのです）。1時間ほどジムで運動をしてから帰宅する生活を始めたのですが、1週間ほどすると、昼間の勤務時間中に強い眠気がやってくるようになりました。そしてついには、午前中にも居眠りをしてしまうようになりました。

鈴木さんは、身体が疲れれば、自宅に帰ってすぐに眠ることができると思っていたようです。フィットネスジムへ通うと運動不足も解消され、夜もぐっすりと眠れて、快適に暮らせると考えていました。

しかし実際には、ジムでの運動が睡眠不足の原因になっていたのです。

運動は体温を上昇させる

たしかに、脳や身体の疲れは、人が眠たくなる大きな要素です。この、疲れたら眠くなるという作用、すなわちホメオスタシスによって、人は睡眠をとり、疲れた脳や身体を回復させています。

しかし、人の睡眠をコントロールしているのは、ホメオスタシスだけではありません。もうひとつの大切な要素に、体内時計があります。これは、人が自然のうちに体の中で刻んでいるリズムで、体温と関連しています。

図1－14は、54頁に掲載したもの（図1－12）と同じですが、今度は「体温」（細い線）に注目して見てください。

一日の体温と眠気の変化を調べて平均値をとったこのグラフを見ると、眠気がピークに

【図1-14】人の体温変化と眠気のリズム

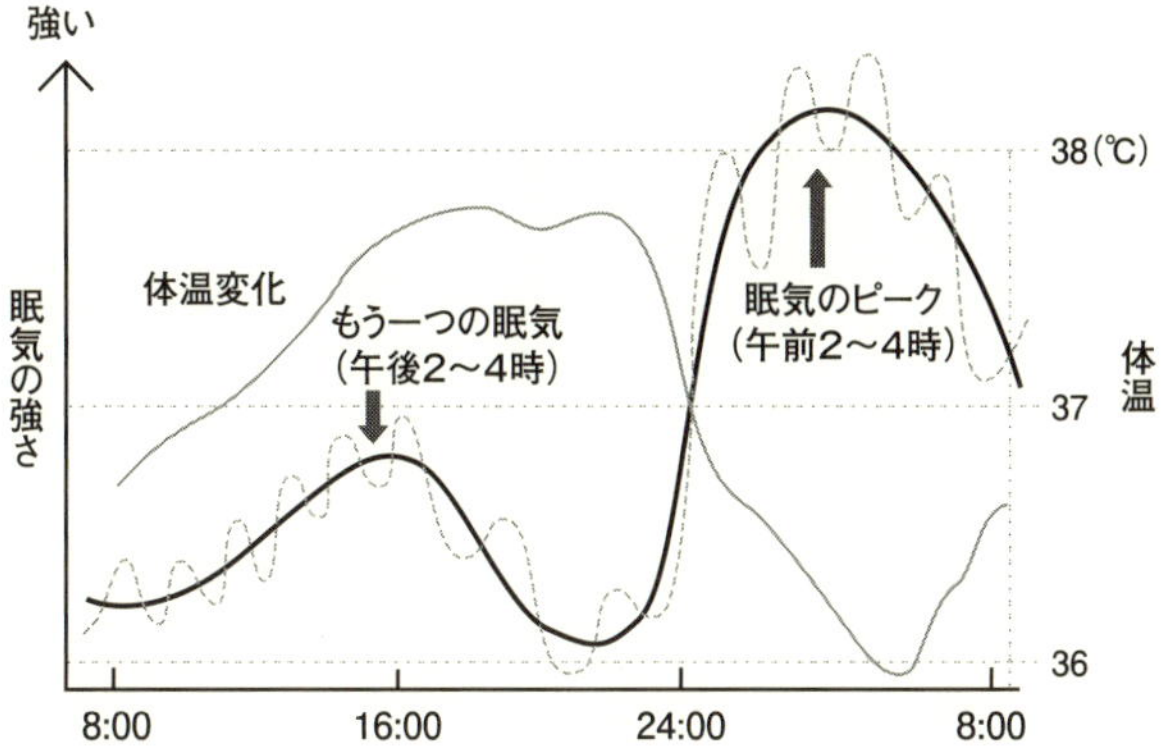

Lavie P, et al,1985より改変、追加

達する深夜の時間帯に、体温が最も下がっているのがわかります。

体温が下がると人は眠くなるのです。映画やドラマで、冬山で遭難しかかった仲間に「眠るな!」と叫ぶシーンも同じです。強い眠気に襲われるのは、体温が下がっていくことが原因なのです。

この体温のリズムは、太陽と深い関係があります。

「出張やゴルフで朝早起きするコツ」のところでも説明したのを覚えているでしょうか。人は光の刺激が目から入ると、そこで体内時計がリセットされ、夜には体温が低下して眠気が訪れるというメカニズムを持っています。

図1－14でも、朝目覚める頃には体温が上昇しており、夜10時頃から体温が急速に低下しはじめ、午前4時頃には、もっとも低くなっています。その頃、眠気はピークに達し、午前4時をすぎると、体温は再び上昇をはじめ、人は覚醒（目を覚ます）へとむかっていきます。

これが、人間の体内時計のリズムです。

「5時から男」の真実

さて、ここで、フィットネスジムの話に戻るのですが、夜9時から10時という時間帯に運動をして汗を流すと、いったいどうなるでしょうか。

夜9時といえば、身体の中で体温を下げる準備がすでに着々と進んでいる時間帯です。眠気を誘発するホルモンであるメラトニンの血中濃度は増え始めています。また、このメラトニンは、脳の内部でも副交感神経の働きを強めて、気持ちを落ち着かせ眠りの準備を行っているのです。

そんな時間帯に、体を動かせば、体温が一気に上昇し、交感神経の活動が活発になり、覚醒度が高くなってしまいます。

身体は疲れるかも知れませんが、ジムから帰宅してすぐにベッドに横たわったとしても、体温が下がって眠気が訪れるまでに時間がかかってしまい、眠り始める時間が遅くなってしまいます。

しかし、翌朝はきまった時間に起きなければならないので、睡眠時間が短くなり、鈴木さんのケースのように1週間もすれば睡眠不足で昼間に強い眠気が襲ってくるようになることもあるのです。

では、いったい、どの時間帯に体を動かせばよいのでしょうか。

もう一度、図1－14を見てください。

一日の中でもっとも体温が高く、活発に活動できて、眠気が低い時間帯は、夕方5時～8時の間です。

以前テレビCMで「5時から男」というキャッチコピーがありました。この時間帯は、人がもっとも覚醒している時間帯です。交感神経が活性化して、頭がすっきりとして、集中力が高まっている「ゴールデンタイム」と言っていいでしょう。

このことは、オリンピックで活躍するトップアスリートたちにとって、もはや常識的な話であるようです。

競泳の金メダリストである北島康介選手が、2008年北京オリンピックの準決勝が終わった直後のインタビューで、

「夜なら、もっといい記録が出たんですけど」

と言っています。

北京オリンピックでは、アメリカのテレビ放送の時間に合わせるために、通常なら夕方以降にスタートする競泳競技を北京時間の午前中にスタートさせていました。

もしこれが午後7時から9時までの、覚醒のピークにある時間帯なら、もっと記録が伸びたであろうことを北島選手は経験から知っていたのです。

フィットネスジムも、可能であれば「5時から男」のように5時には職場を飛び出して通うのがベストでしょう。適度な運動をして体温を上げ、交感神経を活性化させることで、夜9時までのゴールデンタイムを、より有効に使うことができます。

そして、再び生体リズムが眠気を刻み始める頃に、運動で上昇した体温も下がり始める

ので、心地良く眠りにつくことができるのです。

仕事に活かせる睡眠術 7 就寝前の飲酒は「寝つき」は良いが「寝ざめ」は悪い

眠れないときは「お酒を飲む」という、いわゆる「寝酒」の習慣が日本人にはかなり深く浸透しているように思います。

図1－15は睡眠への対処にアルコールを使用しているかどうかを調査した結果です。日本人がいかにアルコールに頼っているかがわかるでしょう。男性の場合に限れば約40％もの人が、寝酒に頼っています。

しかし、この寝酒には、思わぬ落とし穴があることは、ほとんど知られていません。

アルコールに頼って睡眠をとるようになると、不眠のスパイラルに陥ってしまう危険性があるのです。

【図1-15】アルコールを使用した睡眠への対処

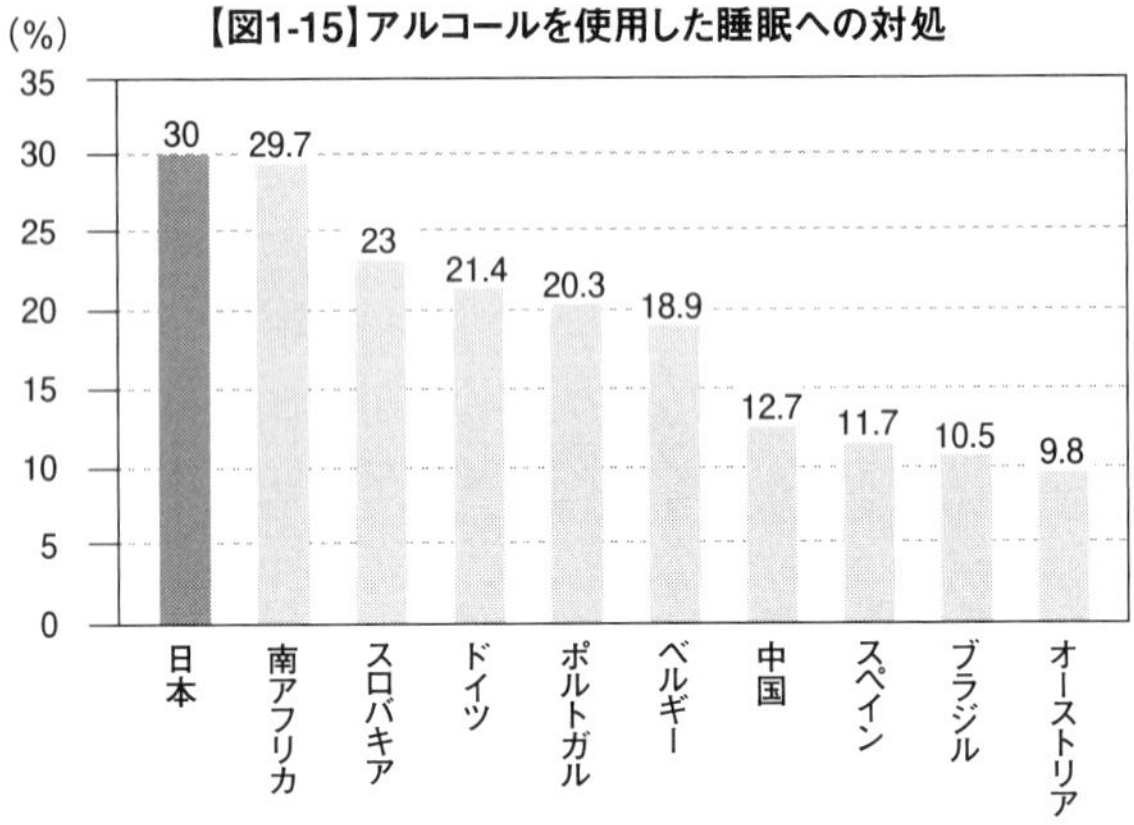

睡眠疫学調査 SLE-EP Survey 2002

寝酒が引き起こす「低酸素」状態

まずは、図1―16を見てください。

睡眠中の酸素濃度（動脈血）を測定した実際の臨床データです。

「酸素飽和度」と記されているのは、血液の中にどれくらい多くの酸素が流れているかを示した指標です。線が短いほど（グラフの上を指しているほど）、酸素濃度が100％に近く、多くの酸素が流れていることを示しています。逆に、線が長く伸びてグラフの下を指している瞬間は、血液内の酸素が少ないことを示します。グラフの中で、上下に何度も線がふれて濃い帯状に見えている部分は、酸素の量が少なくなったり、元に戻ったりを激し

【図1-16】飲酒の睡眠への影響

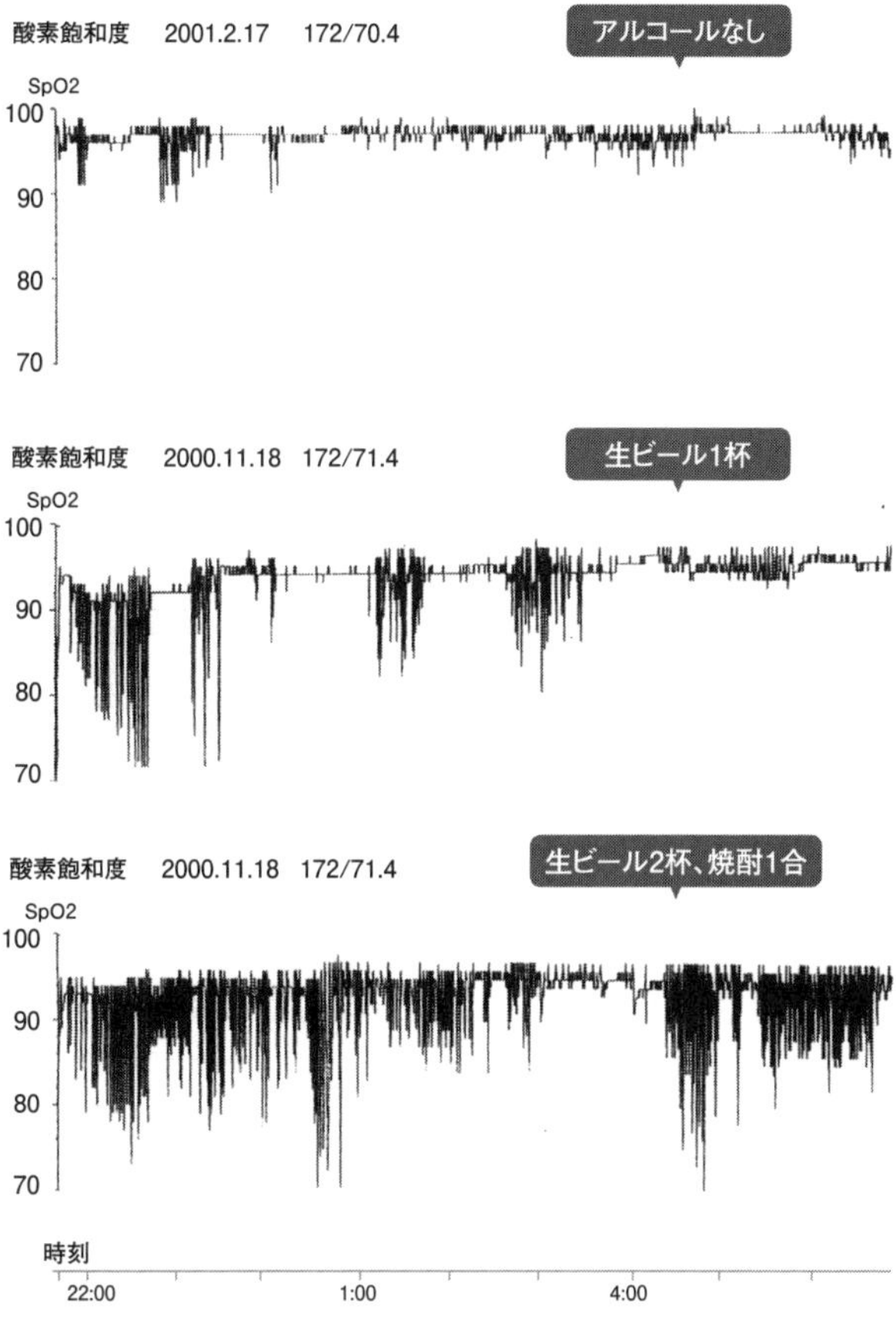

睡眠学講座「快適ライフと睡眠学」より

く繰り返している部分です。そして、グラフの左側が睡眠の最初、右側が睡眠の終わりです。

一番上のグラフは、まったくアルコールを飲まないで眠った状態です。睡眠の最初に、少し酸素濃度が下がっている時間帯がありますが、その後は、安定しています。

2番目は、生ビール1杯を飲んで眠ったときです。睡眠の最初に激しく低酸素状態に陥った後、睡眠の半ばでも、何度か酸素濃度が下がる時間帯があることがわかります。

3番目は、さらにアルコール量を増やし、生ビール2杯と焼酎1合を飲んだときです。睡眠の間中、ほぼずっと激しい低酸素状態に襲われていることがわかります。

ところで、この低酸素状態は何によって引き起こされているのでしょう。

実は、これは「無呼吸」が原因です。

この臨床データの場合、3番目の生ビール2杯と焼酎1合を飲んだとき、一晩に200回以上の無呼吸が起こっています。この臨床データは、もともと、いびきと無呼吸が気になっていたという男性の例なのですが、個人差はあるものの、睡眠前のアルコールの量が増えれば増えるほど無呼吸のリスクが高くなっていることがわかります。

【図1-17】上気道の模式図

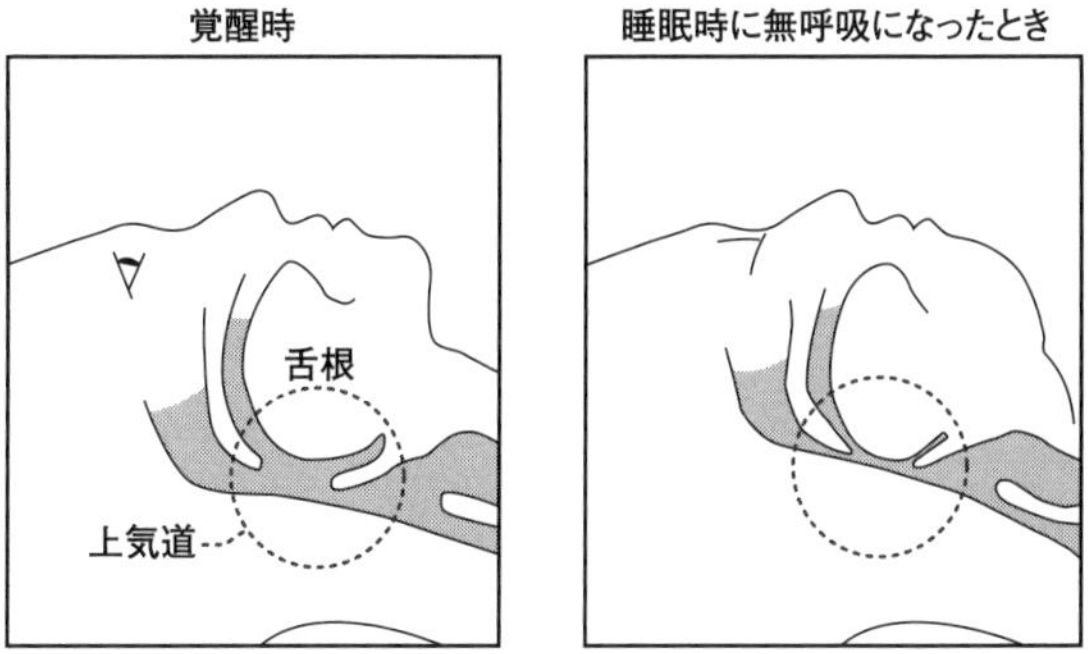

この男性の場合、睡眠時間は確保できているものの、朝、スッキリと目覚めることができず、日中も身体がだるいという状態が続いていました。その最大の原因は、寝酒の習慣でした。睡眠前にアルコールを飲んでいたために、睡眠中に激しい無呼吸に陥り、脳にも身体にも充分に酸素が行き渡らず、脳や身体の疲れを回復させるという睡眠の役割が、充分に果たされていませんでした。

ではなぜ、アルコールを飲むと、いびきや、無呼吸に陥るのでしょうか。

図1―17は、鼻から喉への空気の通り道である上気道の模式図です。鼻腔と口腔が喉の奥で合わさっている部分を上気道といい、鼻

から入った空気は、この上気道を通って肺へと入っていきます。ところがアルコールを飲んで眠ると、この上気道周辺の筋肉が緩んで、気道が狭くなってしまいます。

いびきは、空気が通るときに、狭くなった上気道が震えて発生する音です。そして、気道がさらに狭まってしまうと「無呼吸」に陥ってしまうのです。

太っている人の場合は、上気道周辺にも脂肪がついて狭くなっているため、さらにいびきや無呼吸に陥りやすくなります。

寝酒は夜中に目が覚める

しかしアルコールが、睡眠の質を低下させてしまう原因は、これだけではありません。アルコールを飲んで眠ると、寝つきは良いが夜中に目が覚めてしまうということも、多くの人が経験しているのではないでしょうか。

これはアルコールの「中途覚醒作用」によるものです。

アルコールを飲むと、最初は楽しくて、うきうきとした気分になるでしょう。おしゃべりがはずんだり、カラオケで盛り上がったり、微量のアルコールは覚醒作用をもたらし愉快な気分にさせる効果があります。

ところが、体内のアルコール量が一定量に達すると（個人差あり）、人は眠くなります。いわゆる寝酒は、この状態でベッドに横になってそのまま眠ってしまうことを指しています。眠気が訪れているので、すぐに眠ることができます。しかしこの眠気は、体内のアルコール量が一定になったことで訪れた眠りです。眠っているうちにアルコールが分解されて、アルコールの血中濃度が低下してくると、中途覚醒とレム睡眠が増えます。

アルコールを飲んで眠ると、早朝に目が覚めてしまうのは、このためです。

さらに、アルコールには尿の排出をうながす利尿作用があります。目が覚めて、トイレに行くと、さらに眠気は遠のきます。

寝酒は睡眠薬より性質《たち》が悪い

さて、こうした寝酒に頼った睡眠を続けていくと、どうなるでしょうか。

眠りに入ることはできるのに、しっかりと睡眠が取れないために睡眠不足に陥ります。

そして、ぐっすり眠りたいと思うあまり、さらにアルコール量を増やしてしまう人も、意外と多いのです。

こうなると、もう最悪です。飲めば飲むほど睡眠の質は悪くなり、眠っても眠っても、睡眠不足から抜けられないという、負のスパイラルに陥ってしまいます。

アルコールを睡眠薬代わりに飲むくらいなら、医師に処方してもらった睡眠薬を飲んだ方が安全だと私は考えています。「睡眠薬は依存性が高い」と考えている人も多いようですが、実際にはそうではありません。昔、多用されていたバルビツール酸系睡眠薬は、たしかに依存性や離脱症状（長期服薬後の中止による禁断症状）が強く、大量服薬によって死に至ることもありました。しかし、現在使われているベンゾジアゼピン系などの睡眠薬は、医師の処方のもとで正しく服用すれば、アルコールよりも安全な薬物なのです。

アルコールに頼った睡眠の危険性を、まずは理解してください。

その上で、寝酒に頼った睡眠習慣から抜け出すには、どうすればよいかを考えてみることです。

答えはたったひとつ、「飲まないで眠る」ということに尽きます。

実際、私が睡眠外来で診察した60代男性の例では、この単純な解決法で、寝酒の睡眠不足から1ヶ月で抜け出しました。最初は、なかなか寝付けず、焦りもあったと言いますが、眠気はかならず訪れるものです。そして、寝つきが悪かった夜でも、アルコールを飲まない方が、ぐっすりと睡眠が取れて熟睡感があることに気づきました。そうすると、もう寝酒をしようとは思わなくなったといいます。

大切なことは、これまで多くの人が、有効な睡眠手段だと信じてきた寝酒が、実は睡眠障害を引き起こす原因になっている悪の根源だということを理解することです。そうすればもう、アルコールを飲んで眠ろうとは思わないでしょう。

実際の生活では、友人同士や仕事相手と夜にお酒を飲むということは、よくあることです。その場合も、できれば飲みすぎないように注意し、適量を楽しむという程度に抑えることが理想です。

たとえば、シングルで1杯数千円もするような高価なバーボンでも注文するといいでしょう。そうすれば何杯もおかわりできませんし、ゆっくり時間をかけてリッチな気分を楽しむこともできます。

仕事に活かせる睡眠術 8

仕事と睡眠を考えたコーヒーの正しい飲み方

アルコールに続き、次はカフェインと睡眠の話をします。

カフェインを含む飲料をとると眠気が吹き飛んで、頭がすっきりとする、ということは経験的によく知られています。

江戸時代の川柳にも、

「太平の　眠りを覚ます蒸気船（玉露茶のこと）　たった四杯で夜も眠れず」

と詠まれています。

ペリーの黒船来航で大騒ぎする世の中を皮肉った川柳ですが、玉露のお茶を飲めば、夜も目が冴えて眠れないことを言っているのです。

これは、お茶の中にふくまれるカフェインによるものです。

カフェインによる睡眠中の「中途覚醒」

お茶とならんで、もっともよく知られるカフェイン飲料はコーヒーでしょう。

このコーヒーの覚醒作用を最初に発見したのは、エチオピアのヤギ飼いだったと言われています。ヤギがコーヒーの実を食べると興奮して踊り出した(!?)ことから、その覚醒作用に気づいたと言います。眠気が吹き飛んで頭がすっきりとするというこの効果が珍重されて、アラビアに最初のコーヒーショップができてから、わずか数年でコーヒーはヨーロッパ全域に広がりました。そして現在では、私たち日本人の生活の中にも、すっかりとけこんでいます。

コーヒーの覚醒効果のメカニズムは、すでに科学的にも解明されています。

コーヒーにふくまれるカフェインが、脳内の睡眠中枢に直接働きかけて、脳を覚醒させるのです。人間は、疲れてくると、脳内に睡眠物質と呼ばれる疲労物質がたまって、睡眠中枢に働いて眠気を引き起こします。睡眠中枢は、疲れた脳を回復させるために人間を眠らせる、まさに眠りの中枢です。カフェインは、その睡眠中枢に疲労物質が働きかけるのをブロックするのです。

またカフェインには、脳の代謝を高めて、脳の活動を活発にする働きがあるので、頭が

【図1-18】カフェイン摂取後の睡眠の深さ
（参考：喫茶店のコーヒー1杯は100-150mgのカフェインを含有）

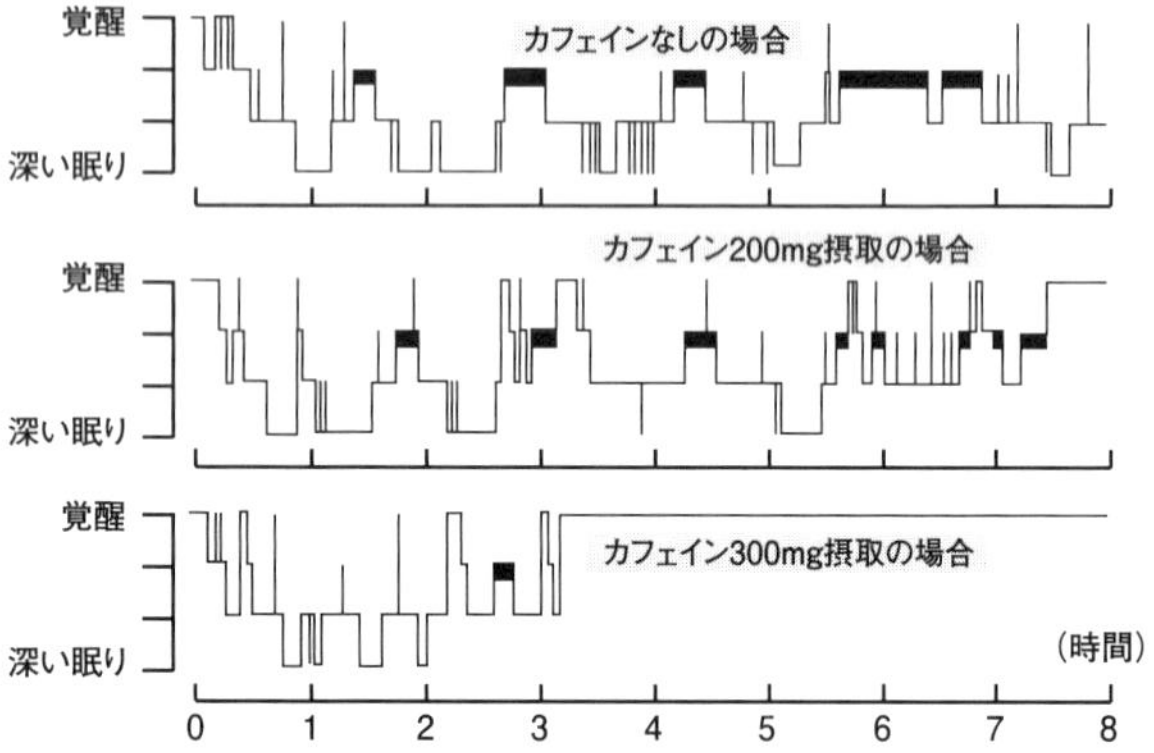

粥川裕平・Mebio

すっきりとしたように感じます。

　さて、眠気を吹き飛ばすカフェインは、当然のことながら睡眠を妨げる原因になります。コーヒーを飲むと、目が冴えて眠れなくなる、という経験がある人も多いかも知れません。しかしカフェインの影響は単に、眠りに入りやすい、入りにくいという、いわゆる寝つきの良さ悪さだけでなく、睡眠中の眠りの「深さ」「浅さ」にまで影響を及ぼしています。

　図1－18は、カフェインを摂取した後の睡眠の深さについて調べた結果をグラフにしたものです。

　グラフの左側が眠りのはじめ、右側が眠りの終わりです。

線が目盛の高いところ（上の方）にあるときは、眠りが浅く、低いところは眠りが深いことを表します。一番上がカフェイン摂取ゼロのとき、２番目がカフェイン２００mgを摂取したとき、３番目がカフェイン３００mgを摂取したときです。

３番目のカフェイン３００mg摂取のグラフを見てください。眠り始めてから３時間あまりで「覚醒」に近い状態になっていることがわかるでしょう。カフェインを摂取すればするほど、脳が活性化して睡眠が妨げられるのです。

では２番目のカフェイン２００mg摂取ではどうでしょうか。

眠りは７時間半後まで続いていますが、途中で何度も、グラフの線が一番上まで届いています。睡眠中に何度も「覚醒」に近い状況（専門用語で中途覚醒といいます）が訪れているのです。睡眠後半には、深い睡眠はまったく訪れず、逆に覚醒に近い状態が何度も起こっています。一番上のカフェイン摂取ゼロのケースと比べると、その差がよくわかると思います。浅い眠りが増えるだけでなく、深い眠りが訪れる回数が減っていることもわかります。

カフェインが眠りの質にも影響を及ぼしていることが、おわかりいただけたのではないでしょうか。

カフェインの上手なとり方

だからといって、コーヒーをまったく飲んではいけない、というわけではありません。その効果や影響をよく知った上で楽しめばよいのです。

それではいったい、コーヒーにはどれくらいのカフェインが含まれているのでしょうか。家庭用のインスタントコーヒーの場合、1杯当たり65㎎といわれています。これに対して、コーヒー専門店などで出されている、いわゆる本格的なコーヒーの場合は130～150㎎と、カフェイン含有量が一気に倍にまで上がります。焙煎の仕方によっても差が出ると言われていますが、意外なのは、よく煎った深煎りの濃いコーヒーよりも、浅く煎ったアメリカンコーヒーの方がカフェイン含有量が多いことです。大きなカップで朝に何杯も浅煎りのアメリカンコーヒーを飲む習慣を持つアメリカ人は、すっきり目覚めてバリバリ働くために、カフェインの効用を上手く活用しているとも言えます。

カフェインはコーヒーのほかにもさまざまな飲み物にふくまれています。

紅茶1杯で40～60mg、コーラ1缶で30～50mg、健康ドリンクにも1本あたり約50mg程度のカフェインが入っています。

イギリス人は、アフタヌーンティーという習慣を持っています。コーヒーほどではないにしてもカフェインをふくむ紅茶を何杯も飲むことで、午後に訪れる軽い眠気を吹き飛ばしてより良く頭や身体を働かせるようにしているという意味では、生活習慣の中に合理的にカフェインの効用を採りこんだ利用法と言えます。

ただし、カフェインを含む飲料の摂取には、眠りを妨げないように、時間帯に注意することが大切です。

カフェインの覚醒効果は摂取後、30分後から現れ、4時間以上続くと言われています。

身体が眠りの準備に入っていく夕方は、コーヒーを飲むことをひかえて、睡眠にそなえることが大切です。

カフェインには利尿作用もありますから、夜中にトイレに立つことにもつながってしまいます。

睡眠を妨げないようにコーヒーを上手に飲んで、快適な暮らしに役立ててください。

9 朝、すっきりと目覚めるアラーム時刻の設定法

ぐっすりと眠ったはずなのに、寝ざめが悪く頭がすっきりしないという経験を持つ人は意外に多いかも知れません。

睡眠は、日中、より良く活動するためのものですが、これでは仕事に集中するまでに時間がかかったり、すっきりとしない気分のまま一日を過ごしたり、快適な生活を送ることができなくなってしまいます。

みなさんは、こうした寝ざめの悪さを「仕方のないこと」と諦めてしまっていませんか。

しかし、睡眠を研究すると、寝ざめの良さ悪さについても理由があることがわかってきます。本章の最後に、朝すっきり目覚めるための、アラーム設定のコツを紹介しましょう。

眠りのリズムを知る

図1－19は睡眠中のリズムをグラフにしたもので、59頁に掲載したグラフ（図1－13）

【図1-19】眠りのリズム

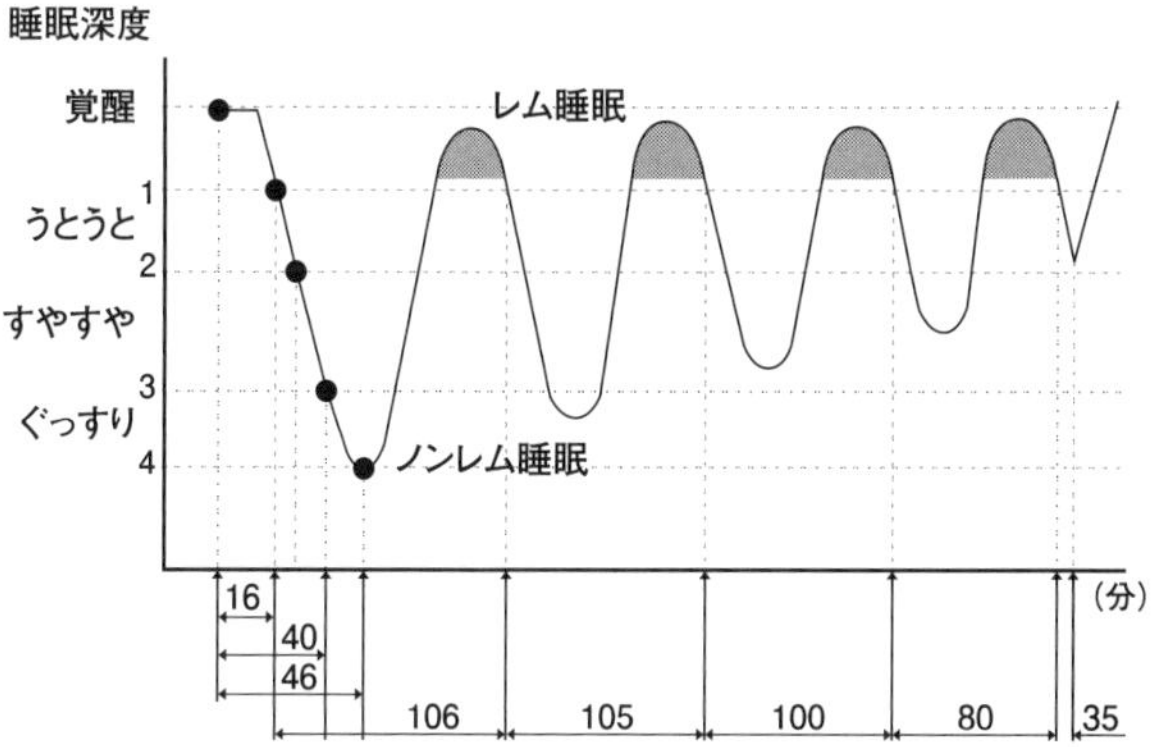

※N=147、実験回数399回、被験者平均年齢29.6歳／Source:Sleep disorders Center. Stanford University

と同じですが、今度は「眠りの周期」に注目して見ていきます。

グラフを見ると、ノンレム睡眠とレム睡眠がくりかえされていることがわかります。まずノンレム睡眠が訪れ、次にレム睡眠がやってきます。ノンレム睡眠とレム睡眠の組み合わせを「睡眠単位」と呼びます。人間はひと晩のうちに約４〜５回、ノンレム睡眠とレム睡眠を繰り返していますから、ひと晩のうちに「睡眠単位」が４〜５回あると考えてください。

次に、ノンレム睡眠とレム睡眠の違いについて見ていきます。

ノンレム睡眠は主に、脳を鎮静化し修復さ

せるための睡眠です。この間、脳の活動は低下して、回復と修復に努めています。ただし、ノンレム睡眠にも眠りの深い眠りと浅い眠りがあります。アラームで起床するのに、もっとも適している状態は睡眠深度「1」「2」の浅いノンレム睡眠時です。外部からの音も耳に入り、すぐに身体を起こすことができる状態です。

睡眠深度「3」「4」のノンレム睡眠時は、すぐには起き上がることのできない深い睡眠です。この状態から、けたたましいアラーム音などで無理やり起こされると強い眠気が残り、頭はぼうっとしてしまいます。アラームで起きると寝ざめが悪いというのは、深いノンレム睡眠から覚醒している場合が考えられます。

一方、レム睡眠は脳の一部が活性化された状態の睡眠です。このとき、人はほぼ間違いなく夢を見ています。睡眠中であるのに脳の一部が活性化されているため、レム睡眠は逆説睡眠とも呼ばれます。レム睡眠中の脳は覚醒に近い状態です。「それならば、レム睡眠中に目覚めるのが最適ではないか」と考える人がいるかも知れません。しかし、レム睡眠中、身体の筋肉は完全に弛緩している状態です。このときに脳だけが急に覚醒すると、いわゆる金縛《かなしば》り状態になることもあります。

もっとも覚醒に適しているのは、ノンレム睡眠とレム睡眠の組み合わせである睡眠単位が終わり、次のノンレム睡眠に入っていく睡眠深度「1」「2」のときです。

このときにアラームが鳴ると、すっきりと寝ざめることができます。

睡眠単位を基準に考える

では、人はいつ、睡眠深度「1」「2」の浅いノンレム睡眠へと入っていくのでしょうか。図1―19をもう一度見てみましょう。

ノンレム睡眠とレム睡眠の組み合わせである睡眠単位は、だいたい90分～120分周期で繰り返されています。睡眠単位は3回目、4回目と回数を重ねるにしたがって、少しずつ短くなっていきます。そして回数を重ねるごとに、ノンレム睡眠の割合は少なくなり、レム睡眠の割合が多くなります。

睡眠周期には個人差があります。できれば眠るときに枕もとに時計を置いて、眠りに落ちてから目覚めるまでの時間を測ってみるとよいでしょう。睡眠単位を基準に、自分にとって最適の目覚めのタイミングを知ることが、すっきりとした目覚めのポイントです。

第二章　日常生活を充実させる睡眠の知識

——深い眠りと心地よい寝起きのために

生活が充実する睡眠術 1

睡眠と健康のためには明るすぎる部屋は「×」

光と睡眠の関係について、興味深い話があります。

大阪へ単身赴任している佐藤さん（56歳・男性）の話です。佐藤さんの住まいは東京にあり、休日を家族と一緒に東京で過ごして、日曜日の夜遅くに大阪のマンションに帰ってくるという生活です。東京から大阪へは、新幹線を利用するときもあれば、飛行機を利用するときもあるのですが、佐藤さんはあることに気づきました。

「飛行機で帰ったときは寝つきがいいが、新幹線で帰ったときは寝つきが悪い」のです。

これは、新幹線と飛行機の明るさの違いが大きな原因だと思われます。

私が実際に計測したところでは、新幹線のぞみの普通席が５３０ルクス、グリーン席が４００ルクス。これに対し、明かりを落として運航する飛行機の最終便はわずかに30〜１３０ルクスでした。

この明るさの差が、眠りを左右しているのです。

夜に光を浴びている時間

人間が夜になると眠たくなるメカニズムに、光が関係していたことを思い出してください。

人は、メラトニンというホルモン物質が分泌されると眠くなるのでした。そして、このメラトニンの分泌は光と強い関係があるものでした。

メラトニンは光の刺激を受けていると分泌が抑制され、暗くなると分泌されることがわかっています。

朝、起きて目から光が入ると、体内時計がリセットされます。昼間の明るい光の下ではメラトニンは抑制されていますが、夜になるとメラトニンの分泌が始まり、徐々に体温を下げて眠気が現れてきます。ところが、このときに強い光の刺激が入ると、ふたたびメラトニンの分泌が抑制されてしまいます。

ではいったい、どれくらいの強い光を浴びればメラトニンの分泌が抑制されてしまうのでしょうか。

以前は、メラトニンの分泌に影響を与えるには、２５００ルクス以上の強い光が必要だ

【図2-1】メラトニンを抑制する最低の明るさ

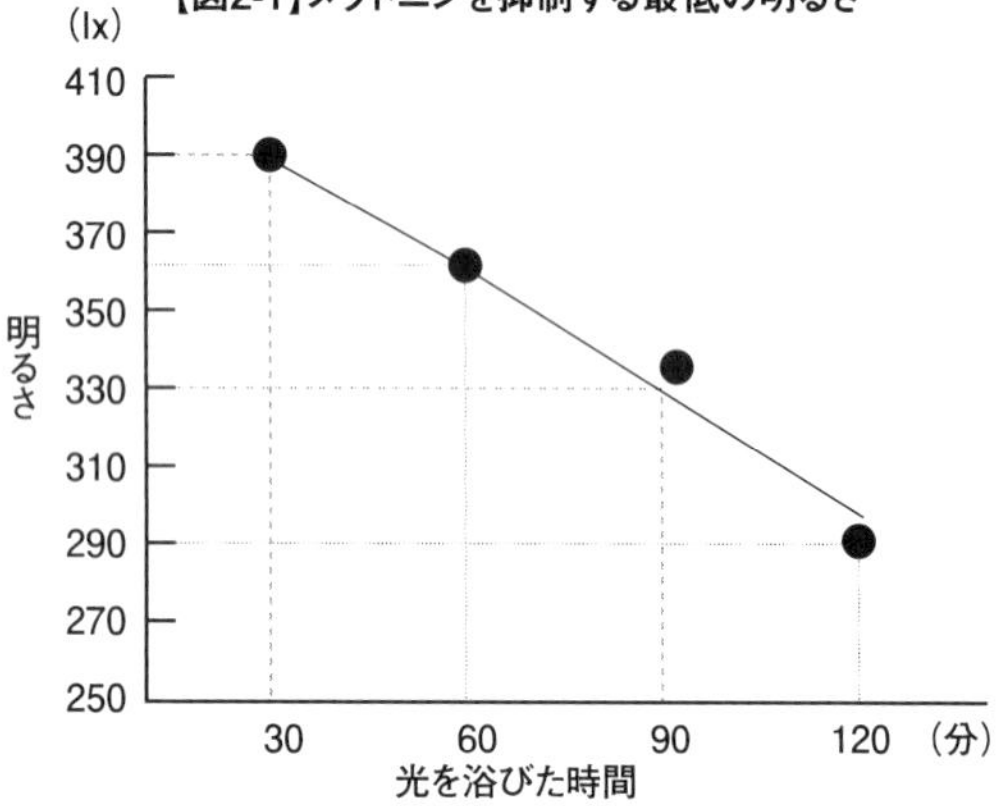

Aoki H, et al; Neurosci.Lett., 252,1998

と言われていました。ところが、最近の研究では、300ルクス程度の光でも長時間浴び続けると、メラトニンの分泌が抑制されることがわかってきました。

図2―1は、メラトニンの分泌が抑制される最低の明るさと、その明るさを浴びた時間の関係を表したグラフです。290ルクス程度の光でも120分（2時間）浴びれば、メラトニンの分泌は抑制されます。また390ルクスだと、30分浴びればメラトニンの分泌は抑制されてしまいます。

新幹線のぞみのグリーン席で東京から大阪まで移動して、その間中、目を開けて雑誌でも読んでいれば、約400ルクスの光を2時間以上にわたって浴びることになります。また、普通車であれば約530ルクスを2時間以上浴びることになるのですから、佐藤さんのケースでは、このためにメラトニンの分泌が抑えられ、新幹線で帰った夜には眠りにくくなっていたと考えられるのです。

明るすぎる照明

これは、皆さんがふだん暮らしている室内の明かりにも、言えることです。

日本では家庭のリビングは少し明るめの照明が好まれています。大きな蛍光灯が天井の真ん中にあり、部屋全体を煌々と照らしているタイプの照明は500〜700ルクス程度あります。

本来、夜は暗いものでした。「晴れた日の満月の夜」でも、わずかに0・2ルクスしかありません。現代は、夜があまりに明るくなりすぎたのです。

ちなみに、私が照度計で計測したところ、夜7時のスーパーマーケットで1800ルクス、夜11時のコンビニエンスストアで1600ルクスの明るさがありました。

メラトニンの分泌を活発にして、自然に睡眠に入っていくために、まずは、明るすぎる夜の部屋を、少し暗くすることを心がけましょう。

そしてもうひとつ、白色の蛍光灯を少なくし、だいだい色の電球を増やすことをおすすめします。

これには明るさの問題だけでなく、光の持つ波長が関係しています。

白色の蛍光灯に多く含まれる青色の波長はメラトニンの分泌を低下させることがわかっています。ある調査では、日本の家庭の約80%が、主な室内照明に白色の明るい蛍光灯を使っているという結果が出ています。睡眠を良くするには、本来なら電球色の暗めの照明が望ましいのです。

人間本来の生活

もう少し、光と眠りの話をしておきましょう。

夜が明るくなりすぎていることを示す、こんなデータがあります。

図2－2は、極地圏住民の誕生数について月毎にまとめたグラフです。

横軸は月、縦軸はその月に生まれた新生児の数を表しています。

【図2-2】北大西洋の極地圏住民の誕生数の年内変動

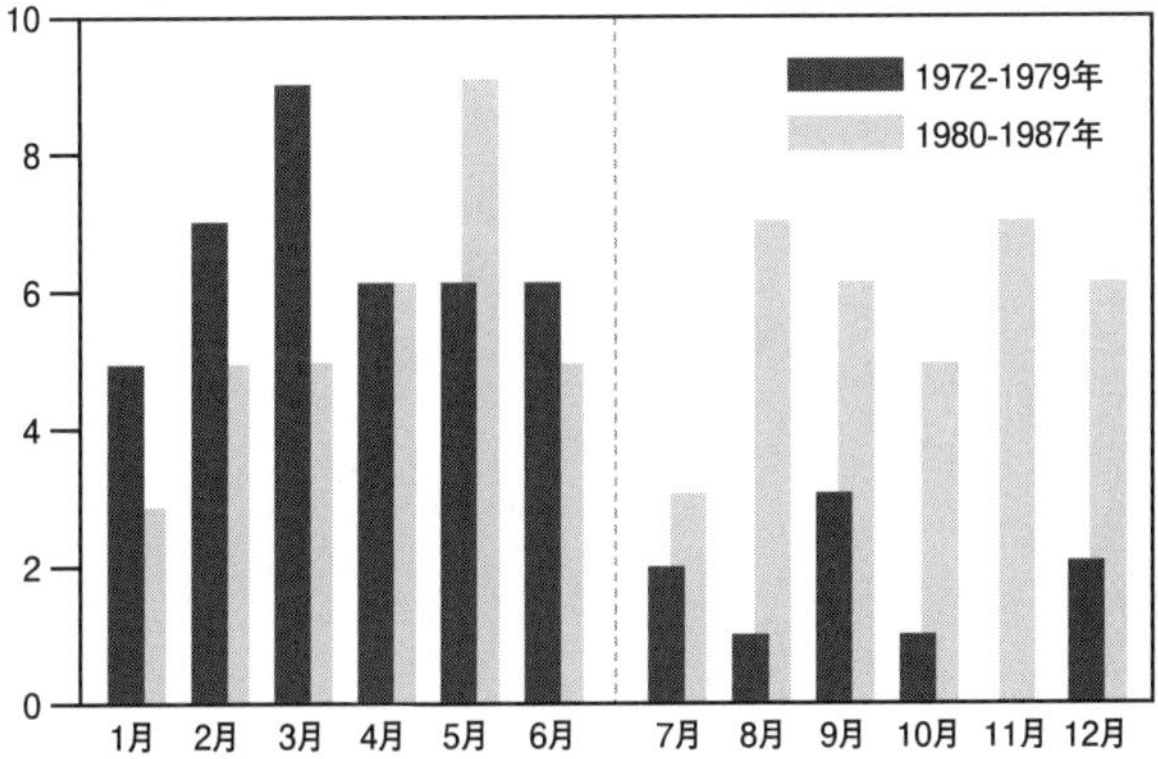

Condon RG:Birth Seasonality, photoperiod, and social change in the central Canadian arctic.Human Ecology 19:287321,1991

１９７２～１９７９年の棒グラフを見てください。１月～６月に比べて７月～12月の誕生数が少ないことがわかるでしょう。なかでも11月の出生数はゼロです。極地圏の冬と言えば、食糧も乏しく母体の乳もあまりよく出ない厳しい生活環境です。そんな厳しい環境に向かう季節に赤ちゃんが生まれるよりも、食糧も豊富になってくる春から夏に向かう季節に生まれた方がすくすく健康に育ちやすいにきまっています。そこで、冬場の妊娠は自然と抑えられていたと推測されます。実際、極地圏住民の女性はかつて、冬場に月経が止まっていたといいます。

こうした作用にもメラトニンが関係してい

ます。

メラトニンは、睡眠を促す効果のほかに、性的成熟を抑制するという働きがあります。極地圏の冬と言えば、太陽が昇っている時間も少なく、夜が長い季節です。光が少ない冬場はより多くのメラトニンが分泌されて、生殖活動を抑えていると推測されます。

さて、同じ図２－２の１９８０～１９８７年の棒グラフを見てください。ここでは１月～６月の出生数と７月～12月の出生数に、顕著な差が見られなくなっています。これは、なぜでしょうか。

さまざまな原因が考えられるのですが、もっとも大きな要因のひとつと考えられているのが夜の光、つまり電灯の存在です。かつて極地圏の夜は真っ暗で、灯りはほとんどありませんでした。ところが、文明の波が押し寄せて電気が普及し、夜でも明るい電気の光で照らされるようになりました。光によってメラトニンの分泌が抑えられたことが影響しているのかもしれません。

なにもこれは極地圏住民だけの話ではありません。

同様の調査を、市民講座の受講者を対象に行ったことがあります。教室に集まった生徒さんの誕生月を挙手で集計してみたのです。

このときは、50歳以上と49歳以下に分けて調べてみました。

その結果は、以下のとおりです。

【50歳以上】

1月〜6月生まれ――31名

7月〜12月生まれ――14名

【49歳以下】

1月〜6月生まれ――26名

7月〜12月生まれ――21名

50歳以上では、1月〜6月生まれの人が、7月〜12月生まれの倍以上もいました。昭和30年代以前の生まれに当たるこの世代には、高度経済成長期以前に生まれた人もふくまれています。日本の夜もまだ暗かった時代です。

一方、49歳以下では誕生月の偏りはありませんでした。極地圏住民の場合と同様に、電気の普及によって、季節による夜の明るさ、暗さに差がなくなったためかもしれません。

健康にも関係するメラトニン

実は、メラトニンの分泌は、睡眠だけにとどまらず、身体の健康に重要な役割を果たしています。たとえば、メラトニンには、抗ガン作用もあると考えられています。

地球が誕生したのは46億年前と考えられていますが、35億年前から地球上に存在し続けてきたシアノバクテリアは、このメラトニンを有しています。地球上に大気が生まれるのは約23億年前ですが、その大気のもととなる酸素を海中に放出していたのがシアノバクテリアです。しかし酸素はちょっとしたきっかけで有害な活性酸素やフリーラジカルに変身してしまいます。この酸素の害からシアノバクテリアを守ったのが、夜に分泌されるメラトニンだと考えられています。メラトニンには、活性酸素やフリーラジカルなどの有害物質を消去する作用があるのです。

先進国で夜間に働いている女性は、発展途上国の女性と比べて、乳ガンの発症率が4倍以上高いという報告があります。

これはメラトニンの分泌が、夜の照明によって抑制されていることが関係しているのではないかと推測されています。

いずれにしても、この明るい日本列島では、メラトニンの分泌は抑えられがちです。人工衛星から撮影した夜の地球を見ると、日本列島は白く輝いてはっきりその姿を確認できるほどなのです。

起きているから明かりをつけるのか、明かりをつけるから眠れないのか――。

せめて、みなさんの部屋だけでも、明るさを抑え、できれば電球色の照明を使って、心地良く眠りに入れるように工夫してください。

生活が充実する睡眠術 2
「電気毛布」など暖房寝具を科学的に使いこなす

冬の寒い夜、電気毛布を使って眠ると、夜中に目が覚めることがあります。秋田で暮らしている私の知人も、秋が深まってくるとよく電気毛布を使うそうですが、「寝つきは良いが、途中で目が覚める」と言います。

しかし、問題は電気毛布を使っていることではありません。正しい使い方で電気毛布を活用すれば、朝までぐっすりと眠ることができるはずです。

電気毛布などの暖房寝具を上手く活用して、質の良い睡眠をとる方法をお教えしましょう。

冷え性と寝付きの関係

電気毛布の問題を解決するには、睡眠と体温の関係についてよく知っておく必要があります。

図2－3は睡眠深度（睡眠の深さ）と体温について調べた結果をグラフにまとめたものです。

グラフの上部にある睡眠深度は、一番上が覚醒（起きている状態）で、下へ行くほど眠りが深いことを表します。このケースでは夜の24時から眠りに入り、朝8時前まで眠っています。

一方、体温の方は深部体温と指先体温の2種類に分けて測定しています。深部体温とは、身体の深い部分の体温です。脳の温度もこれにあたります。睡眠には、脳を休ませるとい

【図2-3】体温と眠りの深さ

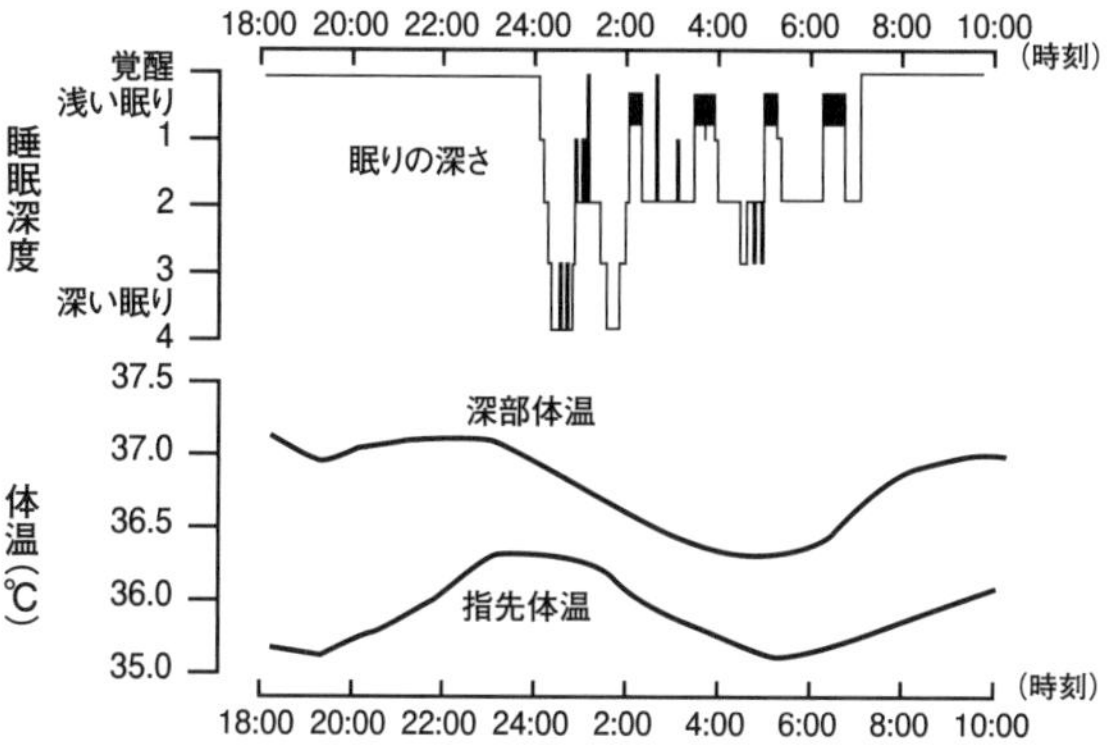

内山真, 2000より改変

う目的がありますから、睡眠中の脳は温度が低くなっています。昼の間、走り続けて熱くなったエンジンを、夜の間に冷ましているようなものです。

さて、グラフを見ると、睡眠に入る夜24時から深部体温が下がりはじめていることが、わかると思います。明け方の5時頃がもっとも低く、その後、体温は再び上がりはじめます。これは、目覚めるための準備です。

では、指先体温はどうでしょうか。

睡眠中は、深部体温と同様に、明け方5時頃にもっとも低くなり、その後、再び上がっていますが、睡眠に入る前の指先体温は夜8時頃から上がりはじめています。

いったい、どういうことなのでしょうか。

なぜ、同じ身体なのに違いが出るのでしょう。

これは、手先や足先から熱を放出しているからです。

それによって、深部体温を下げ、眠りに入っていくための準備をしているのです。

赤ちゃんは、眠くなると手足がぽかぽかしてくることがよく知られていますが、これも同じメカニズムです。

冷え性の人は寝つきが悪く、睡眠不足に陥りやすいと言われているのも、同じです。冷え性というのは、手足の先が冷たいという症状です。末梢の細かな血管が太く拡張せず熱を放出しないために、手先や足先の温度が上がらないからです。そのために、冷え性の人は、深部温度を上手く下げることができず、睡眠に入りにくいのです。

ところが、手足が冷たいからと言って、一晩中、電気毛布をつけていたら、どうなるでしょうか。布団が温かすぎるために放熱が上手くいかず、眠りに入ってからも深部温度は下がってくれません。

電気毛布をつけたままで眠っていると途中で目が覚めてしまうのは、深部温度が下がらず、眠りが浅くなってしまうことが原因だったのです。

電気毛布を使っても夜中に目覚めない方法

では、手足がかじかむ寒い夜は、どうすればいいのでしょうか。

おすすめしたいのは、電気毛布のこんな使い方です。

眠る前に毛布の電源を入れて、充分に寝床を暖めておき、ベッドに入るときにスイッチを切って入るのです。

理由は、もうおわかりでしょう。

眠り始めは寝床が暖まっているので、心地良く布団に入ることができます。

そして、眠りが訪れた頃には、電気毛布の温度も徐々に下がっていきますから、深部体温もしっかりと下がって、深い眠りが得られるのです。

電気毛布のほかにも、冬の夜にオイルヒーターなどで部屋を暖めながら眠りにつく人がいますが、あまり暖めすぎるのは睡眠の妨げにつながりかねません。タイマーや室温調節機能を使いこなして利用してください。

ポイントは、眠りが訪れて以降の時間帯は、暖めすぎないことです。

生活が充実する睡眠術 3

目がさえて眠れない夜を作らない生活術

眠ろうと努力すればするほど、眠れなくなってしまう、という経験はみなさんも一度や二度はあるでしょう。悩み事やストレスがあるときは、なおさらです。しかし、人間の体は、より良い活動をするために、自動的に脳や体をリフレッシュするようにできています。それが睡眠です。ですから、いずれ睡眠は訪れるものです。

私は、早い時刻からベッドに入って眠ろうとするのではなく、「眠気が訪れてからベッドに入る」ということをおすすめしています。

しかし、それでも眠くならないという人も多くいます。

そういうケースでは、ベッドに入る前に知らず知らず眠りを妨げる行為をしていることも多いのです。

夜、体温を上げない生活

眠気が訪れるには、体温が下がることが重要だという話はしました。体温の中でも特に、脳や内臓といった体内の奥深い部分の深部体温が下がることが大切になります。

ところが私たちは、一日の最後に必ず夕食をとります。体内に食物が入ると、これを消化しようとして胃や腸といった内臓器官が活発に動き出し深部体温は上昇します。

最初のアドバイスは、この夕食の時間に注意を払うことです。

これまでにも図1―12（54頁）や前項の図2―3（99頁）で見てきたように、眠くなる夜の時間帯には、生体リズムによって体温が下がり始めていますから、それまでに夕食を済ませておくのが理想です。夜遅くに食事をすると、せっかく下がり始めている体温を、もう一度上げてしまうことになり、眠ろうとする体のメカニズムを狂わせてしまうことになるからです。

特に、夜中に食べるいわゆる夜食は「眠れない夜」を招いてしまう、原因のひとつでもあります。

質のいい睡眠をとるためには、夕食後に軽く汗をかく程度の運動をするのが効果的です。ただし、あくまでも軽い運動にとどめておくのが大切です。前述した仕事帰りのジムの例を思い出してください。夜遅くなってからのハードなトレーニングは、逆に体温を上げて眠りにつきにくくなるので注意が必要なのです。

最近では、ダイエットブームもあって、夜のジョギングやウォーキングを習慣にしている人も珍しくないようです。これも、ハードにやりすぎると体温の上昇を招き、眠りの妨げになりかねません。

なかなか眠れない夜があったら、その日ベッドに入る前の時間をどのように過ごしたかを一度思い出してみるといいでしょう。食事や運動など何か原因が見つかれば、睡眠を改善する際の参考になると思います。

こう考えてくると、夕食を早い時間帯にとって、食後の運動も早目に済ませておくという規則正しい生活リズムが理想的ということになってきます。ただ、仕事を終える時間や通勤時間を考えると、実際には、なかなか実現は難しいのかも知れません。

そうした場合は、体温と睡眠の関係について、眠りを妨げる最悪の行動を知っておくことでいいと思います。

夜9時すぎに食事や激しい運動をしない——これだけでも心地よく眠りにつくことができるはずです。

眠りは、必ず訪れるものです。

眠ろうと眠ろうと、意識しすぎて焦りすぎないことが大切です。

生活が充実する睡眠術 4　深い眠りを作り出す食事術

どうすれば、快適な睡眠をとることができるのか、ということを様々な角度から研究していくと、食事の内容にも、睡眠と深い結びつきがあることがわかってきました。

食べ物によって、睡眠が左右されるのです。

では、どんな点に注意して、何を食べれば良いのでしょうか。

トリプトファンがメラトニンを作る

人が眠たくなるのは、疲れたから眠たくなる（ホメオスタシス）という要素と、人が自然のうちに刻んでいる体内時計によって眠たくなるという2つの要素があるのは、繰り返し述べてきたとおりです。体内時計による眠気は、体内にメラトニンという眠気を誘発するホルモンが分泌されることによってコントロールされていると説明してきました。

では、メラトニンは何によって作られるのでしょうか。

メラトニンの原料はトリプトファンという物質です。脳内の血管から松果体に取り入れられたトリプトファンは、まずセロトニンという物質に変わり、その後、メラトニンになります（図2－4）。

トリプトファンはアミノ酸のひとつです。アミノ酸には、人間が体の中で合成することができるものと、できないものがあります。体内で合成ができないアミノ酸を、専門用語で必須アミノ酸（または必要アミノ酸、不可欠アミノ酸）と呼びますが、トリプトファンはこの必須アミノ酸の一種です。つまり、体外から摂取する以外に、トリプトファンを得る方法はありません。ここで、食事が大切になってくるのです。

【図2-4】メラトニンの生産

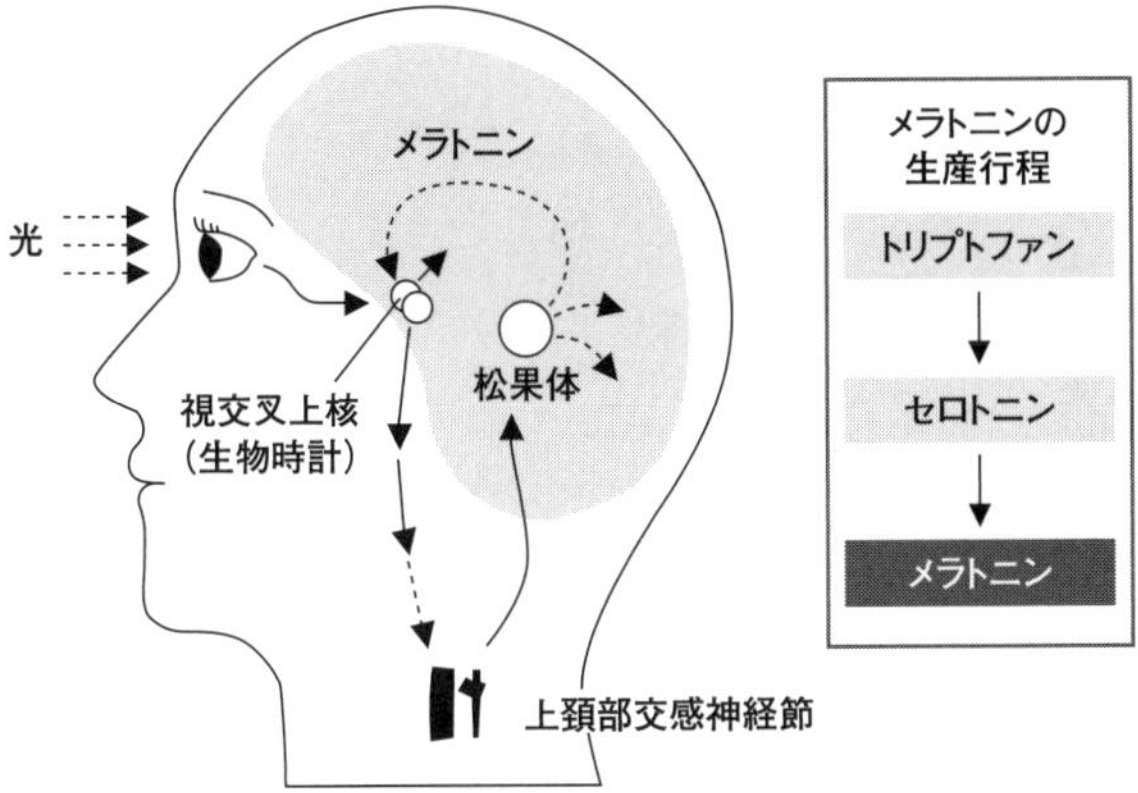

【図2-6】
朝食のトリプトファン摂取量と
「寝起きの悪さ」

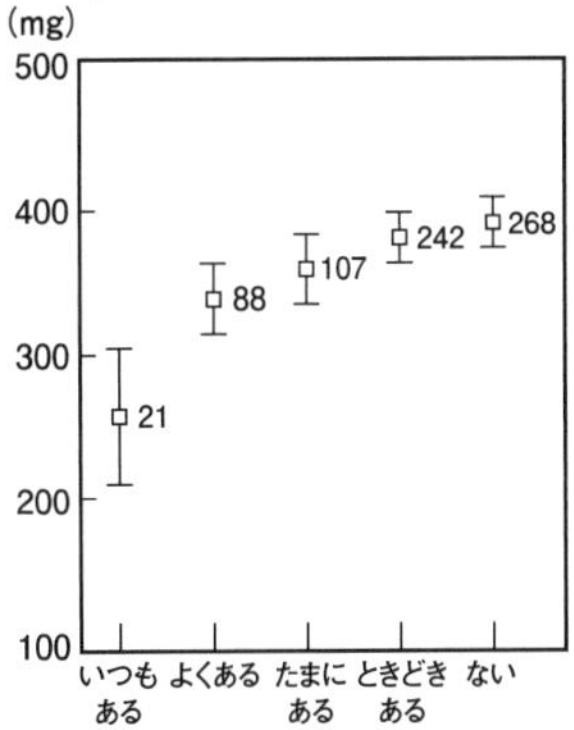

【図2-5】
朝食のトリプトファン摂取量と
「寝付きの悪さ」

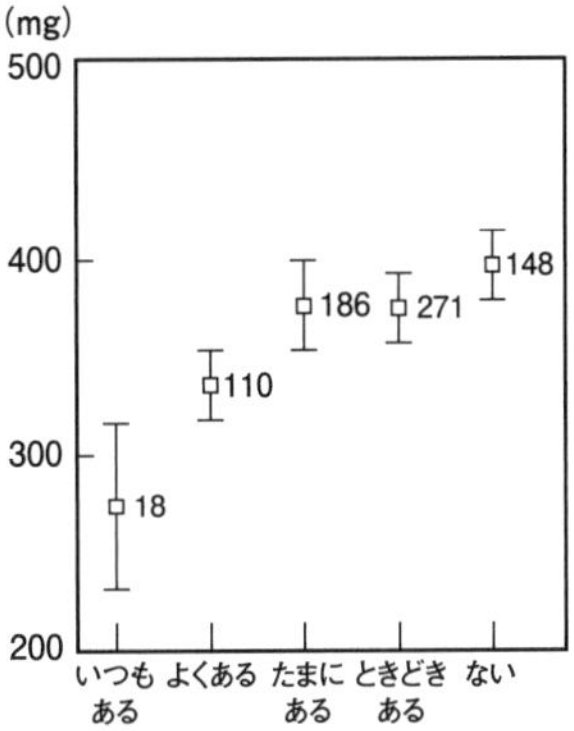

図2-4＝睡眠学講座「快適ライフと睡眠学」より
図2-5、2-6＝高知大学教育学部、原田哲夫提供

図2－5は、トリプトファンの摂取と「寝つき」の関係について乳幼児600名近くを対象にした調査です。この調査では、朝の食事で摂ったトリプトファンの含有量によって、夜の眠りに「寝つきの悪さ」がどの程度表れたのかを調べました。「寝つきの悪いとき」が「いつもある」や「よくある」という乳幼児は、トリプトファンの摂取量が低いことがわかります。特に「いつもある」のケースでは摂取量が最も低いことがわかります。

図2－6も、トリプトファンと眠りについて同様に調べたものです。

ここでは、朝食におけるトリプトファンの摂取と「寝起き」ついて調べていますが、やはり、一番左の「寝起きが悪いとき」が「いつもある」と答えたケースでは、他のケースと比べてもトリプトファンの摂取量が低いことがわかります。

こうした調査からも、トリプトファンを適切に摂取することが、快適な睡眠を生み出していることがわかります。

トリプトファンが多い食事

トリプトファンを多くふくむ食品は、納豆などの大豆加工品、乳製品、ナッツ類、魚、

【図2-7】食品に含まれるトリプトファン含有量と摂取量

	トリプトファン含有量/100g	平均摂取量	トリプトファン摂取量
卵	**180mg**	**50g**	**90mg**
肉類	**205mg**	**100g**	**205mg**
牛乳	45mg	100g	45mg
野菜	20mg	100g	20mg
炭水化物	105mg	100g	105mg
ジュース	2mg	100g	2mg
納豆	**245mg**	**40g**	**98mg**
海苔	150mg	10g	15mg
魚	**215mg**	**100g**	**215mg**
干物	530mg	10g	53mg
コーヒー等	30mg	100g	30mg
味噌	125mg	20g	25mg

太字はトリプトファンが多いもの
五明紀春・長谷川恭子共編『アミノ酸&脂肪酸組成表』女子栄養大学出版部、1993より

肉、鶏卵、バナナなどです（図2－7）。たとえば肉類では、100gにふくまれるトリプトファンは205mg。肉類の1回当たりの平均的な摂取量は100gなので、205mgを摂取できることになります。魚にも100gに215mgのトリプトファンが含まれ、平均的な摂取量100gに対して215mgが摂取できます。また、納豆にも100gに245mgのトリプトファンが含まれますが、平均的な摂取量は40gと少ないので、98mgしか摂取できません。

こうして考えていくと、肉類や魚は、トリプトファンを摂取するのに最適の食事であることがわかります。

では、いつ、トリプトファンを摂取すれば良いのでしょうか。

肉類の場合、胃から腸まで運ばれて消化・分解され、トリプトファンが体内に取り入れられるまでの時間を考えると、朝食で摂取するのが良いと考えられます。

２００８年にスコットランドを訪れたとき、朝食にステーキが準備されていて驚いたのですが、睡眠という観点から見れば、これは理想的な朝食だと言えます。私たち日本人は、ステーキは夕食で食べるものと思い込みがちですが、昼間、活発に動いて夜眠るという人間の行動から考えれば、食べれば後は眠るだけの夕食に、肉類はそれほど必要ないのです。

とは言え、毎日、朝から肉や魚をたくさん食べるという食生活に急に切り替えることは、現実的な食事術ではありません。朝は往々にして、どこの家庭でも慌しくしていることが多いでしょう。

そこで、ふだん食べている朝食を思い出してもらいたいのです。

もしあなたが、ご飯派なら、わかめ入りの味噌汁、ゴマ、カツオ節、しらす等のふりかけなどをプラスすることで、トリプトファンの摂取を増やすことができます。豆腐、納豆、卵などを朝食のメニューに加えることで、摂取量はさらに増えます。肉や魚ほどではなくても、トリプトファンが含まれている食品を意識的に摂ることが大切です。

パン派なら、ハムエッグ、ツナ、さらには牛乳、チーズ、ヨーグルトなどの乳製品を摂るとよいでしょう。

朝食に少し工夫をくわえることで、トリプトファンを適切に摂りましょう。2品よりは4品というように、メニューを増やすことを心がけるとよいでしょう。

トリプトファンはまだ未解明の部分が多い物質ですので、サプリメントなどによって摂取することはおすすめできません。あくまでもバランスのとれた食事から摂取することが大切です。

生活が充実する睡眠術 5

睡眠不足はメタボの一因

これまで、肥満の原因は食べすぎや運動不足が主な原因だと言われてきました。しかし、睡眠と肥満の間にも因果関係があることが、最近の研究でわかってきました。

睡眠不足が肥満につながる理由

図2―8を見てください。

富山大学の研究チームが10年間にわたって、睡眠と肥満の関係を調査した結果をグラフにまとめたものです。この研究では、3歳時の睡眠時間と、その10年後の中学1年生時点での肥満傾向が比較されています。

グラフを見ると、3歳のときの睡眠時間が「11時間以上」の場合も「10～11時間」の場合も、10年後に肥満になる率は変わりがありません。そこを1とすると、「9～10時間」では1・2倍、「9時間未満」では1・6倍も肥満になる率が上昇しています。

睡眠時間は人によって差はありますが、幼児の場合、一般に生理的に必要だとされる睡眠時間は、10～12時間と考えられています。「9時間未満」では、本来必要とされる睡眠時間を満たしていないのです。

では、なぜ、睡眠不足になると肥満になるリスクが増えるのでしょうか。

ひとつには、睡眠不足によって運動量が落ち、エネルギーを消費する量が低下してしまうということが挙げられます。睡眠不足で体が重いという状況は、多くの人が一度や二度

【図2-8】3歳時の睡眠時間と肥満の関係

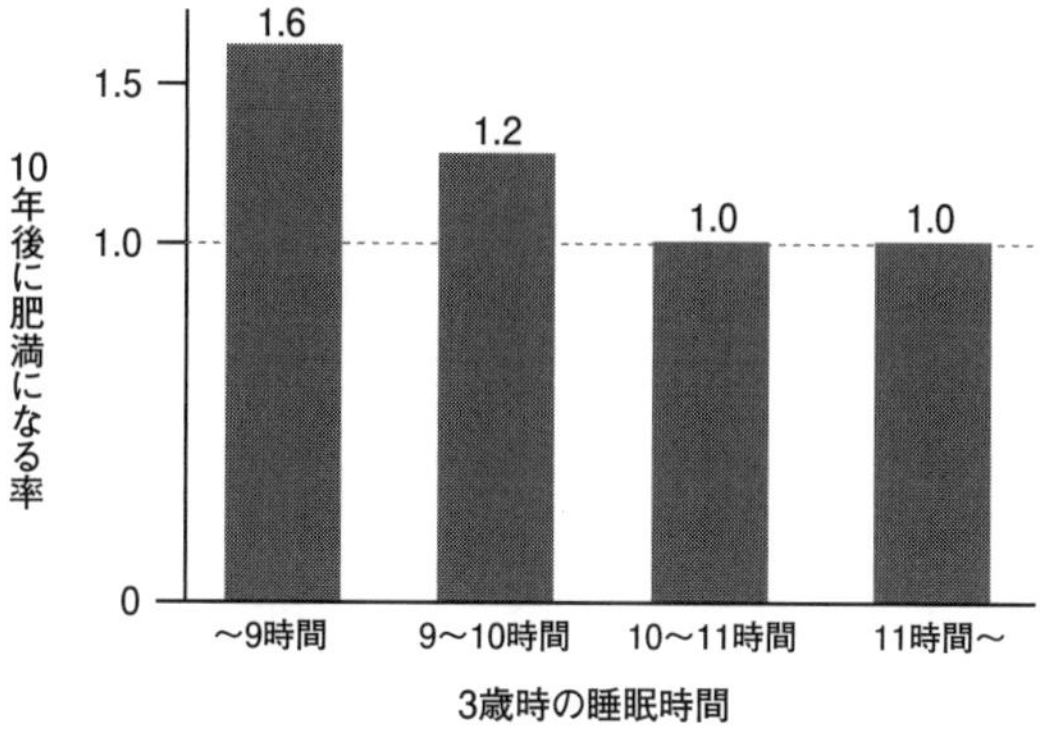

富山大学医学部、関根道和先生提供

は経験していることでしょう。そういう状態が、慢性的に続くと、体を動かすのが億劫になり肥満につながるというわけです。

しかし最近の研究では、睡眠不足と肥満のメカニズムには、レプチンとグレリンという2つのホルモンが関係していることもわかってきました。

20代の健康な男性を対象にして、この2つのホルモンと睡眠時間の関係を調べた実験があります。一日10時間の睡眠をとったケースと、一日4時間のケースで、それぞれこのホルモンの血中濃度を測定しました。

まずレプチンですが、4時間睡眠の場合、10時間睡眠に比べて18％も血中濃度が低下していました。睡眠時間が少ないと、レプチンの分泌は少なくなってしまうのです。

レプチンは脂肪細胞から分泌されるホルモンで、その作用は体脂肪の量を脳に伝えて、食欲と代謝を調整することです。つまり、レプチンが分泌されると、「食欲が抑制」されるのです。

ところが、睡眠不足に陥ると、このレプチンの分泌が低下します。その結果、過剰な食欲を抑える動きが弱まり、食べたいという衝動が強くなってしまうのです。

また、レプチンには代謝を促進する作用もあります。

代謝とは、筋肉や内臓が、カロリー（エネルギー）を消費することです。代謝がよくなれば、特別な運動をしなくても多くのカロリーが消費されます。ところが、睡眠不足でレプチンの分泌が少なくなると、カロリーを消費する代謝の働きが促進されなくなり、太りやすくなってしまいます。

一方、もうひとつのホルモン、グレリンも肥満と深い関係があります。

グレリンは、4時間睡眠の場合、10時間睡眠に比べて28％も血中濃度が上昇していました。睡眠時間が少ないと、グレリンの分泌は増えるのです。

グレリンは胃から分泌されるホルモンで、その働きは、「食欲を増進」させることです。つまり睡眠不足に陥って、グレリンの分泌が増えると、食欲が強くなってしまうのです。ちなみに、グレリンは空腹時やストレスを感じたときにも増えることがわかっています。

もうおわかりいただけたと思いますが、睡眠不足に陥ると、レプチンとグレリンのダブル作用で食欲が増大し、代謝が低下してしまいます。

肥満に多い睡眠時無呼吸症候群

さて、睡眠不足と肥満の関係は、それだけでは終わりません。

肥満になると、睡眠の質を低下させてしまう可能性が高くなるのです。そして睡眠の質の低下が、さらに肥満を誘引するというマイナススパイラルに陥ってしまいます。

睡眠時無呼吸症候群という病気があります。

睡眠中の1時間あたり、5回以上の無呼吸・低呼吸があり、日中の眠気があるなどの症例が、睡眠時無呼吸症候群と診断されます。

原因はさまざまですが、その主な原因として肥満が挙げられます。

実は肥満の人は、外から見えるお腹や、顔だけでなく、呼吸の通り道にも脂肪がついています。鼻腔と口腔が喉の奥で合わさっている部分を上気道といい（71頁の図1―17参照）、鼻から入った空気はこの上気道を通って肺に流れ込みますが、肥満の人はここにも脂肪がついて狭くなっているのです。このためいびきをかくようになり、さらには睡眠中に一時的な呼吸停止を引き起こしてしまいます。

こうなると、当然、睡眠の質は低下します。睡眠の質が低下することで、睡眠不足に陥ります。睡眠不足に陥れば、レプチンの分泌が減り、グレリンの分泌は増えて、食欲は増大する一方です。

そして、さらに肥満が進めば、睡眠の質がますます低下して、さらなる睡眠不足を招くのです。実際、睡眠時無呼吸症候群が疑われて検査を受けた患者さんのうち、男性では40%の人がメタボリックシンドロームでした。

こうしたマイナスのスパイラルに陥ってしまわないためにも、よりよい睡眠をとって健康な生活を送ってもらいたいと思います。

第三章　7つの習慣が眠りの質を高める

――これまでの眠りに差をつけるために

第一章と第二章で、眠りに関しての基本知識は、ほぼすべて述べてきました。ただ、実用例をもとに紹介してきたので、全体像が見えにくくなっていることと思います。

そこで、第三章では、睡眠の質を高めるために必要な知識を「7つの生活習慣」としてまとめてみました。

①「眠る時間」より「起きる時間」にこだわる
②部屋のカーテンを10センチ開けて眠る
③朝食と昼食を一日のスケジュールから外さない
④テレビニュースは朝に見る
⑤夜遅い食事は少なめに摂る
⑥眠たくなってからベッドに入る
⑦それでも眠れないときのストレッチ

最後にあげた「ストレッチ」は初出ですが、あとはだいたい様子がわかってきていること思います。以下、なるべく要点に絞って説明していきましょう。

眠りの質を高める生活習慣 1 「眠る時間」より「起きる時間」にこだわる

「早寝、早起き」という言葉は、昔から日本人の美徳のひとつとして親から子へと伝えられてきた言葉です。たしかに、この習慣は睡眠のリズムから考えても、理想的な生活習慣と言えます。

しかし、多くのみなさんは「早寝、早起き」という言葉の意味を勘違いしているようです。

早寝、早起きというと、まず最初に「早く寝なければ」と考えてしまうのです。

人が眠くなるのには2つの要因があり、ひとつが「疲れによる眠気」（ホメオスタシス）、もうひとつが「体内時計による眠気」でした。このうち「体内時計」について、ここまで詳しい説明を省いてきたものがあります。

【図3-1】光による体内時計のリセット効果

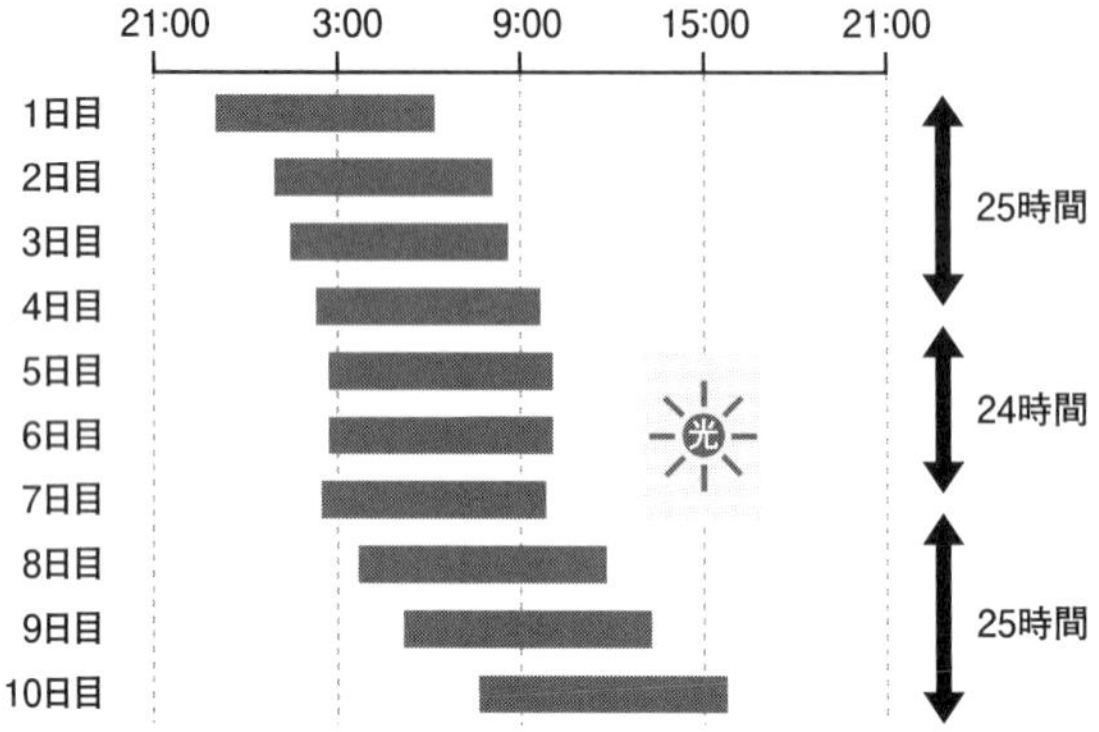

睡眠学講座「快適ライフと睡眠学」より

それは、人の体内時計は約25時間周期でリズムを刻んでいることについてです。24時間周期の生活を送っている私たちが、もし毎日一度、太陽の光によって体内時計をリセット（調整）しなかったらどうなってしまうのかを、ここで説明しておきます。

図3－1を見てください。

これは、光による体内時計のリセット効果を検証した実験データです。

グラフの横軸は、左から右へ、夜9時（21時）から翌日の夜9時（21時）への時間の経過を表しています。データは10日分が記されており、黒く塗りつぶされている部分は睡眠していた時間帯です。

1日目から4日目までは、朝起きたときに光を浴びておらず、そのまま暗い部屋で過ごしたものです。

すると、どうでしょうか。睡眠時間が少しずつずれていっているのがわかるでしょう。

これは光によるリセットが行われなかったため、25時間周期のまま体内時計のリズムが刻まれているためです。

5日目から7日目は、光を浴びました。すると、睡眠時間は一定しました。

ところが8日目以降、もう一度、光を浴びないでいると睡眠時間はふたたびずれ始めました。

このように、人間は朝起きて光を浴びることで、「一日が今から始まりますよ」と体内時計をリセットし、夜の眠気をコントロールしています。

つまり規則正しい生活を送るためには、このリセットを規則正しく行うことが大切です。いくら「早く寝よう」と意気込んでも、リセットの時刻がばらばらでは、眠気がくる時刻もばらばらになり規則正しい生活を送ることはできません。朝、遅い時間まで眠っていた日は、夜に「早寝」をしようと意気込んでもなかなか眠れるものではありません。「早寝、早起き」というよりも、むしろ「早起き、早寝」と言い換えた方が、誤解が少なくて良いのかも知れません。

規則正しい、睡眠習慣を身につけるためには、体内時計のリセットの時刻、つまり「起きる時間」にこだわることです。

仮に前日の夜、仕事や接待で眠る時間が遅くなってしまっても、翌朝、いつもの時間に起きれば、その夜は自然と眠気が訪れて規則正しい生活のリズムを取り戻すことができるでしょう。

眠りの質を高める生活習慣 2

部屋のカーテンを10センチ開けて眠る

ここで言うカーテンとは、光を遮る遮光カーテンを指します。

理想は、寝室のカーテンをすべて開けたまま眠ることです。

しかし、都会のマンションや女性の一人暮らしを考えると、防犯上、寝室のカーテンを開けたまま眠るのはおすすめできないケースもあります。そこでこのように表現してみました。10センチよりは15センチ、15センチよりは30センチと、少しでも広く開けるとよいでしょう。大切なことは寝ている場所に朝の光が届くようにすることです。

市民講座の生徒さんに次のようなアンケートをとったことがあります。

寝室に遮光カーテンを使用しているかどうかを質問し、それぞれ寝起きについて「良い」か「あまり良くない」か、を聞きました。

結果は以下のとおりです。

【遮光カーテン使用】

寝起き良い――――――7人

寝起きあまり良くない――9人

【遮光カーテン不使用】

寝起き良い――――――17人

寝起きあまり良くない――8人

遮光カーテンを使用しているケースでは、寝起きが「良い」と答えた人と「あまり良くない」と答えた人には、大きな差はありません。

しかし、遮光カーテンを使用していないケースでは、寝起きが「良い」と答えた人が明らかに多いことがわかります。

これには朝の光が関係しています。

人間は太陽の光を浴びると目覚めの準備をはじめます。

目を閉じて眠っていても人は光を感じることができます。光の刺激が脳内に伝わると交感神経が刺激され、呼吸器系、循環器系、消化器系の臓器が動きはじめて体温も上昇しはじめます。また顔面や背中などの抗重力筋が興奮します。光の刺激によって体が起きる準備をはじめるため、心地良い目覚めが得られるのです。アラームよりもむしろ、太陽の光で起床することが理想です。

また、朝の光によって人間の体内時計はリセットされますが、朝起きたとき、遮光カーテンを閉めたままだと、光が届きません。これが睡眠のリズムを崩し、寝起きの悪さや睡眠不足を生み出す原因になっているのは、前項でも述べたとおりです
仮にあなたが、朝6時に目覚めたとします。遮光カーテンを閉めたままの部屋で朝食を

とって、出かける準備をし、7時に自宅を出ます。するとようやくここで戸外の光を浴びて、体内時計は朝が訪れたことを知ります。

また、休日も遮光カーテンの生活を続けているとどうなるでしょうか。午前中をずっと遮光カーテンを閉じたままの部屋で過ごしてしまえば、睡眠時間のずれはさらに大きくなります。しかし、月曜日の朝にはまた朝6時に起きて会社へ出勤しなければいけません。睡眠不足の状態は、ますます深刻になるでしょう。

寝室のカーテンは、10センチ程度でも開け（できればもっと広く開けて）、朝の光が届くようにして眠る習慣をつけましょう。

睡眠外来を訪ねて来る患者さんの中にも、寝室の遮光カーテンをやめたことで、睡眠が改善されたケースが実に多くあります。

カーテンを開けて眠ることができない住環境の場合は、タイマーをセットしておけば起床30分前から徐々に明るくなって心地よい目覚めを導く照明器具がありますから（逆に、徐々に照度が落ちて眠りを誘う照明器具もあります）ぜひ、活用してみてください。

眠りの質を高める生活習慣 3

朝食と昼食を一日のスケジュールから外さない

睡眠のコントロールに深く関わっているホルモンに、メラトニンがあることは述べてきたとおりです。そして、メラトニンの原料はトリプトファンと呼ばれる物質であることも、紹介してきました。ただ、トリプトファンは、すぐにメラトニンになるわけではありません。まず、セロトニンという物質に変わり、その後メラトニンに変わります。

実は、このセロトニンという物質は「元気の源」とも呼ばれている物質で、これが分泌されると人は落ち込んでいた気分も前向きでやる気に満ちた気分になり、精神安定、鎮静、鎮痛作用が起こると考えられています。

図3－2は乳幼児のトリプトファン摂取量と、イライラについて調べた調査結果です。棒グラフの部分を見ると、トリプトファンを多く摂取すればするほど、「ちょっとしたことで怒りだす」ことが、少なくなっていくことがわかります。これは、トリプトファンをふくむ食事を摂取したことでセロトニンが生産された結果と考えることができます。

【図3-2】乳幼児における「ちょっとしたことで怒りだす」頻度とトリプトファン摂取量の関係

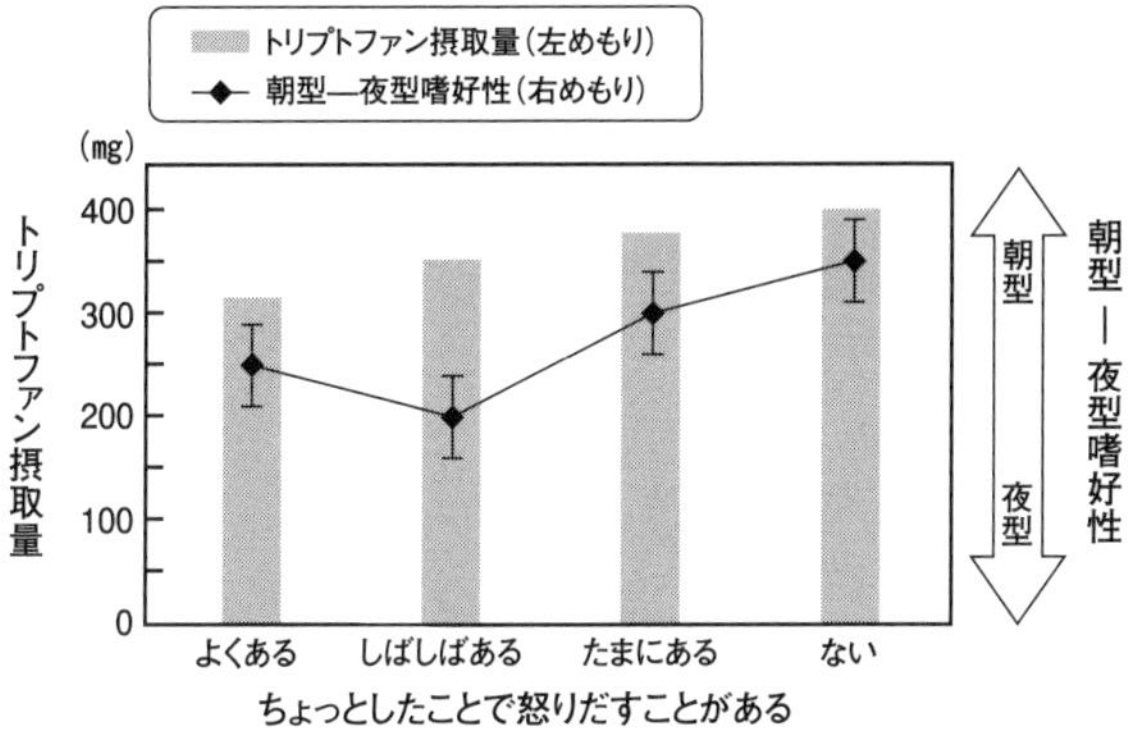

【図3-3】乳幼児の「落ち込み」の頻度とトリプトファン摂取量の関係

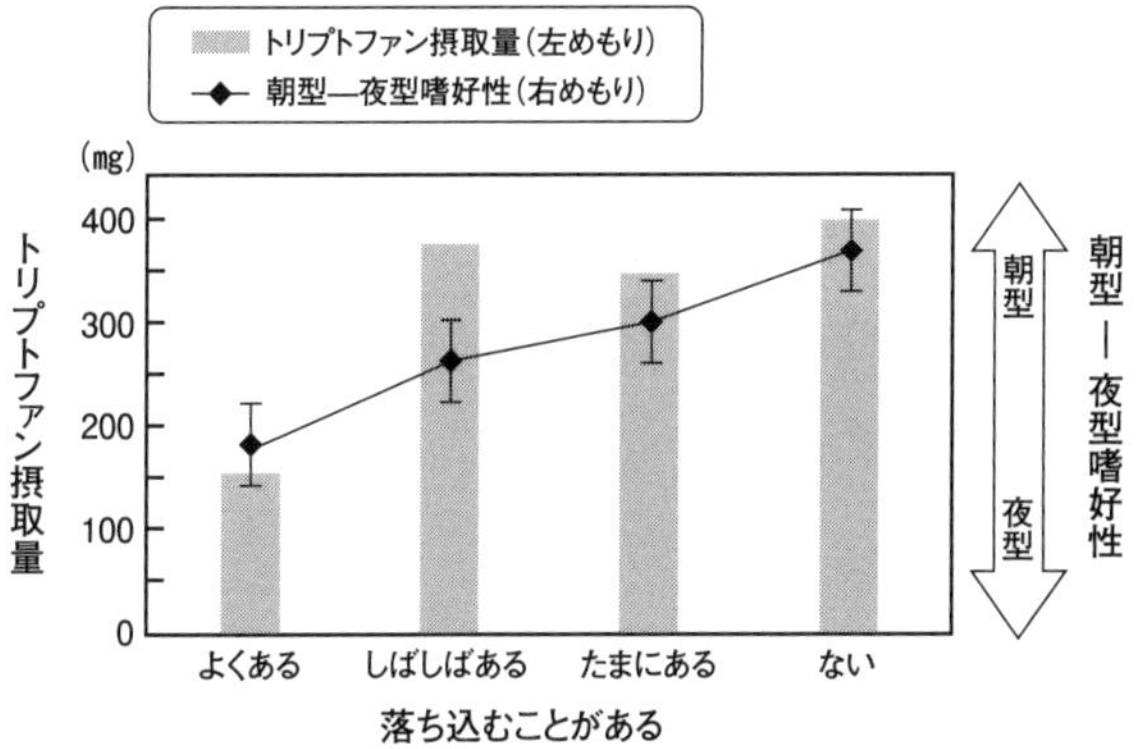

高知大学教育学部、原田哲夫先生提供

折れ線グラフは、上へ行くほど朝方で、下へ行くほど夜型であることを表しています。
朝型の人は、深夜に体温が低く下がり、朝になると上昇します。いわゆる「早寝早起き」のタイプです。夜型の人は深夜の体温低下や、朝の体温上昇が緩やかで、いわゆる「宵っ張り（遅寝）の朝寝坊」の傾向があります。体温の低下、上昇にも個人差があります。トリプトファン摂取量が多くて「ちょっとしたことで怒り出す」ことが少ないケースほど、朝型の生活であることがわかります。

図3－3は、同様に「気分の落ち込み」について調べた調査結果です。気分が落ち込むことが「よくある」ケースはトリプトファン摂取量が少なく、夜型であることがわかります。つまり、トリプトファンの摂取が少ない乳幼児ほど、怒ったり落ち込んだりといった気性の変化が見られやすいという結果です。

これを、大人で考えてみましょう。ポイントは朝、トリプトファンを摂取することです。そうすればトリプトファンは、昼間、脳内でセロトニンに変化して、人の気分を前向きに明るくし、活発な活動を後押ししてくれます。セロトニンは、うつ病や神経症にも効果があると考えられています。

昼間に活発に活動すれば、適度な疲れが訪れて、夜に睡眠をとりやすくなります。また夜になると、セロトニンはメラトニンに変わり、眠りを促してくれます。

朝食や昼食を、適切に摂取することは、眠りにプラスの循環を生み出します（トリプトファンが多い食材は109頁参照）。時間に追われることの多い現代社会ですが、どんなに忙しくても、朝食や昼食をスケジュールから外さないように心がけてください。

眠りの質を高める生活習慣 4 テレビニュースは朝に見る

みなさんは、経済や政治、国際情勢、事件、事故、スポーツなどさまざまなニュースを日々、チェックしていることと思います。夜、仕事から帰宅してテレビをつけてニュースをチェックする、という人も多いでしょう。

しかし、夜のテレビが眠りを妨げる一因になっていることをご存じでしょうか。

睡眠外来を受診された田中さん（70歳・男性）の例を紹介しましょう。田中さんは、夜は10時頃には布団に入るのですが、寝つきが悪く、また夜中に1、2度目が覚めてしまうことで慢性的な睡眠不足に陥っていました。話を聞いていくうちに、就寝前までテレビを見ていることがわかり、寝ながらテレビを見るのをやめることにしました。すると、テレビをやめたその日から寝つきがよくなり、朝までぐっすり眠れるようになりました。

テレビを見ると脳が活性化されてしまい、眠りを妨げてしまいます。

携帯電話やパソコンも同じです。特に携帯電話のような小さな画面でメール作成などの操作を行うと、脳内の交感神経の支配が高まります。これによって脳内が興奮状態となり、気持ちが落ち着かなくなります。

また、テレビや携帯電話、パソコンのディスプレイの光を見ることによって、人が眠るための生理的変化をもたらすメラトニンの分泌が抑えられ、睡眠を妨げているとも考えられます。

夜にテレビを見ると睡眠が乱れるのは、こうした理由が考えられます。

夜は明るすぎない部屋で、気持ちを落ち着けて過ごす習慣を身につけましょう。

テレビや携帯、パソコンは朝に行うと脳が活性化されますから、ビジネスマンには有用ではないでしょうか。

眠りの質を高める生活習慣 5 夜遅い食事は少なめに摂る

仕事が忙しくて帰宅が遅くなり、遅い時間に夜の食事を摂る人は多いでしょう。通勤時間が長ければ、帰宅後に食事を摂る時間はどうしても遅くなってしまいます。

こうした、夜遅い時間の食事は睡眠の妨げになります。「満腹になれば眠くなる」などと考えるのは間違いです。できれば、夜遅い食事は量を少なめに摂る習慣を身に付けてもらいたいのです。

夜中の食事が睡眠の妨げになるのは前に説明したとおり、体温との関係です。

胃や腸は、摂取した食物を消化するために活発に動き始めます。臓器が活動すれば、体温は上昇します。身体が眠りの準備に向かおうとしている時間帯に食事をとると、臓器の活動がそれを妨げてしまいます。

食事によって一度上がった体温が、ふたたび下がり始めるまでには、一定の時間が必要です。睡眠に入る時間は遅くなり、睡眠時間も短くなってしまいます。

同じことが、ジョギングなどの運動による体温上昇にも言えます。

また、熱い温度のシャワーや入浴も体温を上昇させて眠りを妨げます。入浴は、就寝する少し前に38度～40度くらいのぬるめのお湯で20～30分程度の時間をかけてゆっくりと入浴するとよいでしょう。

夜遅い時間の量の多い食事や運動、熱いお湯による入浴は、眠りの妨げとなることを知っておいてください。食事は朝食をしっかりと食べて、夜は少なめにするように心がけましょう。

眠りの質を高める生活習慣 6
眠たくなってからベッドに入る

いつ眠るかは、自分の意思でコントロールすることができません。

【図3-4】就寝前の過ごし方で変わる睡眠の深さ

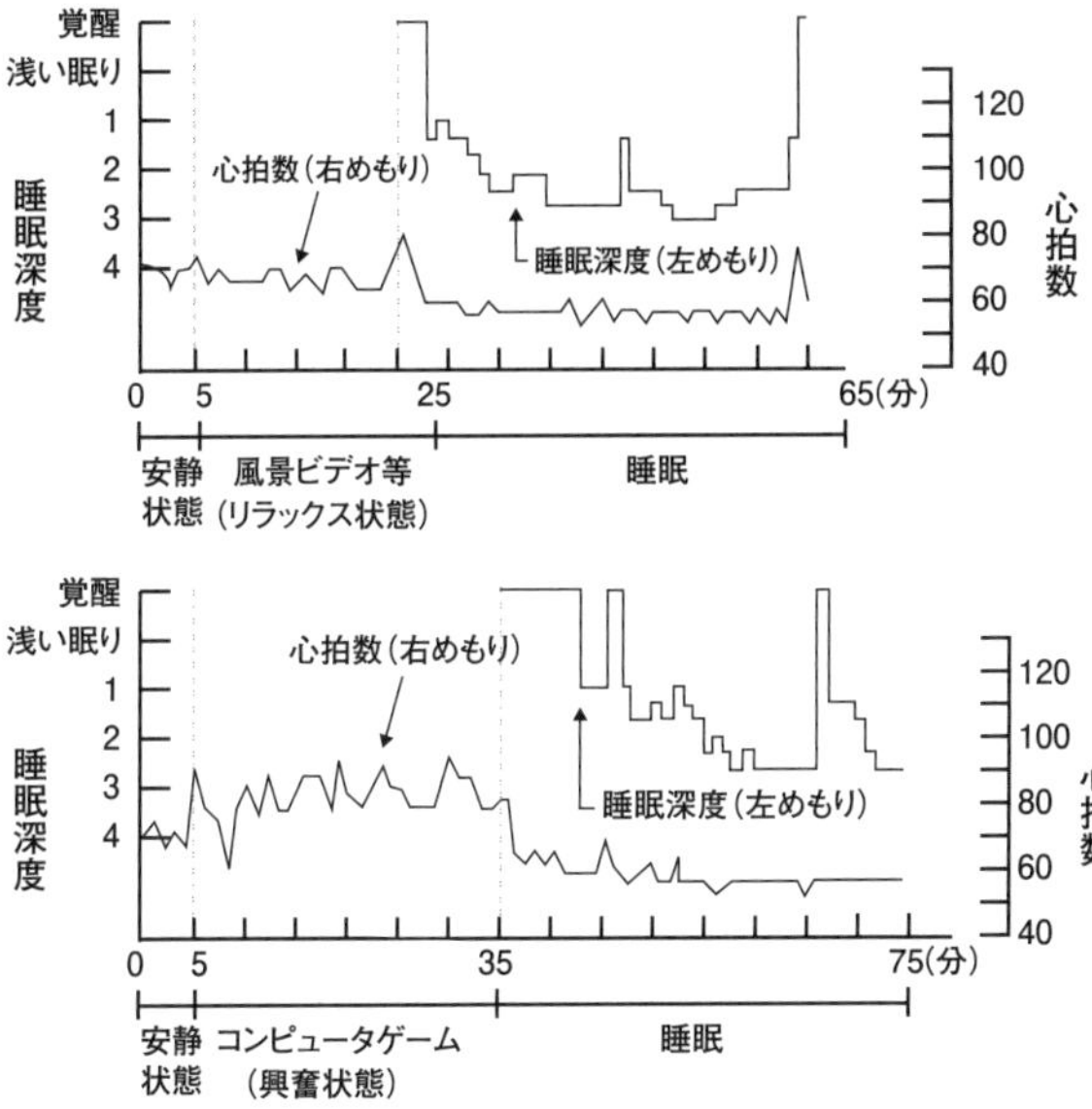

それなのに多くの人は「眠ろう眠ろう」と焦って、眠りのリズムを崩したり、不眠に陥ったりしています。眠ろう眠ろうとひとつのことに意識を集中させると、交感神経の支配が高まって、興奮状態に陥ってしまいます。交感神経の支配が高まると、心臓などの臓器の緊張が高まり身体が起きだしてしまうのです。

図3－4を見てください。

眠る前に「リラックス状態」で過ごしたときと「興奮

状態」で過ごしたときの睡眠を比較するために、「睡眠深度」と「心拍数」を調べたものです。

上のグラフは風景ビデオを見て「リラックス状態」で過ごしてから睡眠に入った場合です。下のグラフはコンピュータゲームをして「興奮状態」で過ごしてから睡眠に入った場合です。

2つのケースを比較すると「リラックス状態」の方が、睡眠に入るまでの時間が短く、心拍も安定していることがわかります。

「興奮状態」は、睡眠に入るまでの時間が「リラックス状態」に比べて長いうえに心拍も早くなり、睡眠に入ってからも途中で何度か覚醒していることがわかります。

このように眠る前に「興奮状態」で過ごすことは、睡眠の質にもマイナスの影響を及ぼすのです。

不眠に悩んでいるようなときは、眠くなる前にベッドに入って「眠ろう」とするのではなくて、眠たくなってからベッドに入る習慣を身に付けてください。

なかなか眠たくならなくても焦る必要はありません。人間は「体内時計」と、疲れたら眠るという「ホメオスタシス」のダブル作用によって、必ずいつか眠ります。

もし、その夜、遅くまで眠れなくても、気にしないことです。翌朝、いつもの時刻に早起きすることで体内時計は規則正しいリズムに調整されていきます。

「ベッドに入るのは、眠気が訪れてから」と考えてください。

眠りの質を高める生活習慣 7 それでも眠れないときのストレッチ法

眠気を感じて一度ベッドに入ったのに、眠れないという経験は誰にでもあるものです。

そんなときは、一度ベッドから出て、心身をリラックスさせることが大切です。

あれこれ悩むことは眠れない原因となります。悩むことによって、脳内からコルチコトロピンというストレスホルモンが分泌され、全身の臓器や筋肉がストレスにそなえて戦う準備を始めます。心拍数が上がり、筋肉による血流が増えます。その結果、眠りはますます遠のいてしまいます。

このコルチコトロピンを上手く分解できると、分解産物が眠りを促進します。不眠の人は体の柔軟性が悪く、肩こりが多いようです。そこで、リラックスのために効果的なストレッチを紹介しましょう。

次のページに記した7つのストレッチを、1から20までゆっくりと数えながら行ってください（図3―8）。

それぞれ「↓」で記した部分が伸びていることを意識しながら行うと効果的です。

できれば毎日眠る前に、このストレッチを行って心身をリラックスさせることを習慣付けることをおすすめします。

【図3-8】眠る前のストレッチ

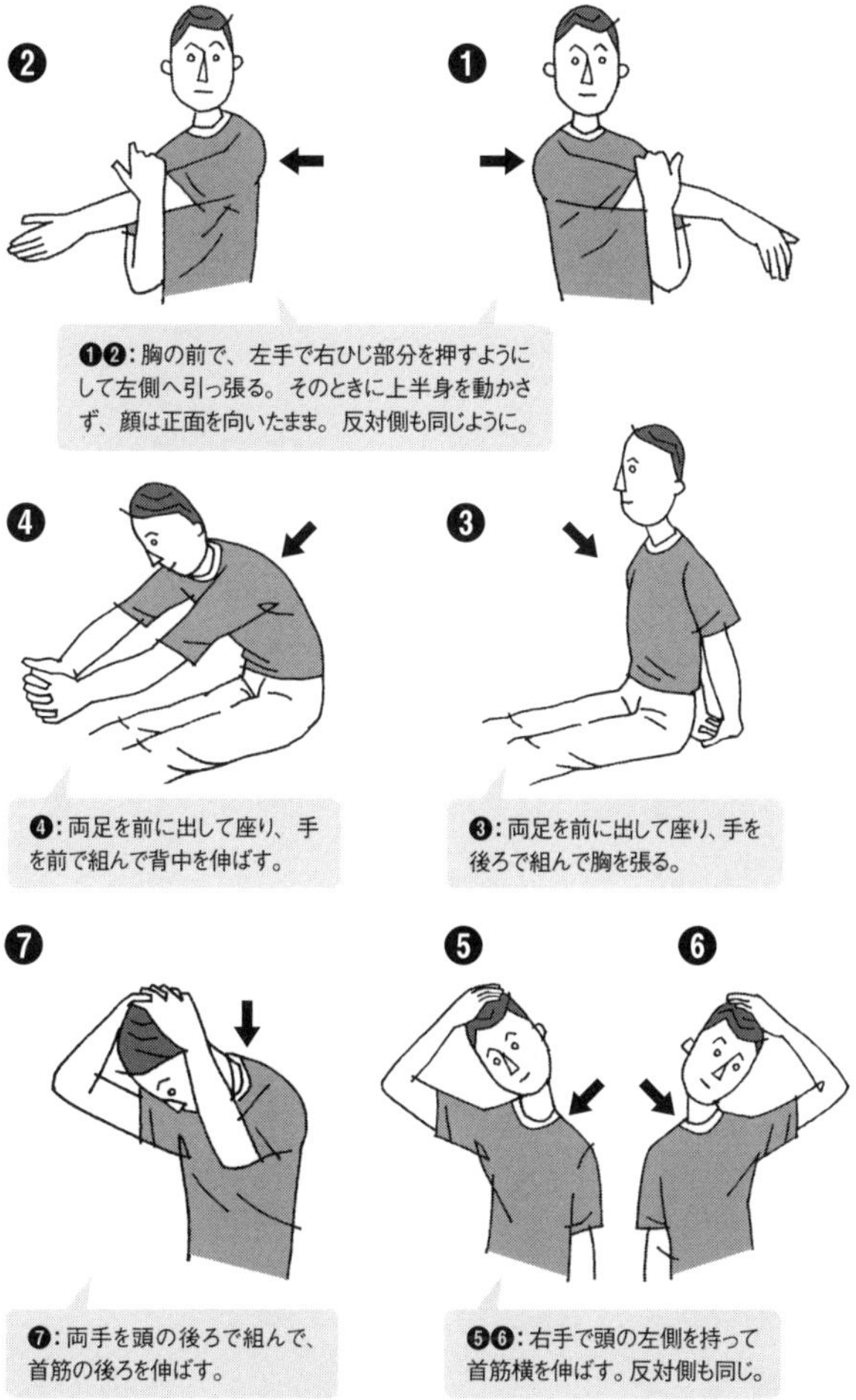
❷
❶
❶❷：胸の前で、左手で右ひじ部分を押すようにして左側へ引っ張る。そのときに上半身を動かさず、顔は正面を向いたまま。反対側も同じように。
❹
❸
❹：両足を前に出して座り、手を前で組んで背中を伸ばす。
❸：両足を前に出して座り、手を後ろで組んで胸を張る。
❼
❺
❻
❼：両手を頭の後ろで組んで、首筋の後ろを伸ばす。
❺❻：右手で頭の左側を持って首筋横を伸ばす。反対側も同じ。

第四章　「眠りの病」に関する知識

――病気の正体を知らずに苦しまないために

現代人に多い眠りの悩み

この章では、眠りに関する病気について解説していきます。

眠りに関する病気は107種類あります。

意外に多い、と思うのではないでしょうか。この中には「睡眠時無呼吸症候群」など、放置すると命に関わるものもふくまれています。

そして、これら107種類のいずれかの病にかかっているのに、本人がそれに気づいていない場合もあります。居眠りが絶えない、身体がだるい、集中力がない、すぐイライラしてしまうなど、睡眠障害がその原因になっている場合も少なくありません。

ここでは、代表的な病気について症例を中心に見ていきます。思い当たる節があれば専門の医師に相談してみてください。

■レム睡眠行動障害

まず、慈恵会医科大学の伊藤洋先生から教えてもらった話を紹介します。70代の女性の方が睡眠検査を受けて眠っているときに、布団の下で急に脚をバタバタと動かし、その後

「わーっ」と声をあげました。検査技師が起こして話を聞いてみると、夢の中でバスケットボールのドリブルをしてシュートを決めて喜んでいたところだったとのことでした。

もうひとつ、60歳の男性、高橋さんのケースでは、睡眠中に立ち上がったり、大声を出したりする奇行が現れるようになりました。最初は年に1回程度のことでしたが、3年目頃から月3回に増えました。回数が増えるにしたがい奇行の内容もエスカレートし、最初は布団の上で泳ぐしぐさをしていたのが、頭を家具に打ち付けるようになったり、あるときなどは窓ガラスを割って出血して、夜中に大騒ぎになったりしたこともありました。高橋さんは、こうした奇行のたびに奥さんに起こされるのですが、我に返ってみると、やはり夢を見ていたことを自覚していました。

これら2つのケースは、レム睡眠行動障害です。

通常、夢を見ているときの脳は、部分的に活発に活動しています。ただし、体が動かないように筋肉は緩み、夢の中と同じ行動が取れないように制御しています。

猫のイラストで考えてみましょう（図4－1）。ノンレム睡眠では、浅い段階であれば筋肉の緊張が少し残っているので、覚醒してすぐに動き出すことができます。ところがレム

【図4-1】ネコの姿勢と睡眠

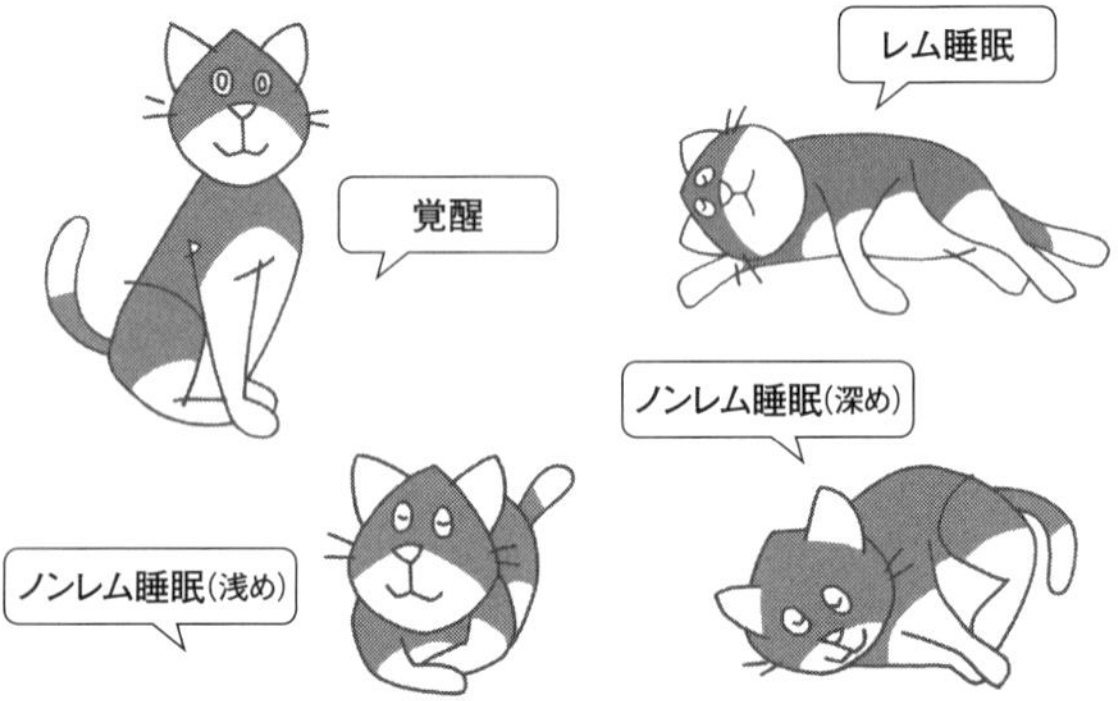
覚醒
レム睡眠
ノンレム睡眠(深め)
ノンレム睡眠(浅め)

睡眠では、身体の筋肉は完全に弛緩していま す。脳の一部が活性化しているため、筋肉が動く状態だと夢と同じ行動を身体がとってしまうことがあり危険だからです。

ところがレム睡眠中でも、高齢者やパーキンソン病などの神経系の病気を抱えている人は、制御が不十分になって筋肉を動かすスイッチが入るため、夢の内容に沿って身体が動いてしまうことがあります。これがレム睡眠行動障害です。

この病気は大人になってから発症し、患者さんの大半は60歳以上の男性です。高齢者の約0・5%に発症すると報告されています。

夢の中と同じ行動をとるので、クマと闘っ

ているつもりで、隣に眠っている奥さんに暴力をふるってしまった例もあります。前述のバスケットボールのシュートをした女性のように楽しい夢だといいのですが、たいていは怖い夢を見て体が行動してしまうので、何かを叩いたり、ぶつかったりして怪我をすることも少なくありません。

症状は段階を追って激しくなることが多く、最初は寝言から始まり、そのうちに手足が動くようになり、やがて起き上がって暴れるようになっていきます。夢を見て行動しているので、身体を揺すって、大きな声をかけて目を覚まさせると、行動も止まるものです。

対処法としては、ケガをしないように、まず寝室の安全を確保します。転落防止のためにベッドではなくて布団で眠るようにして、寝床の周囲に家具などを置かないようにします。

有効な治療薬がありますから、安全の確保と同時に、睡眠外来や神経内科を受診しましょう。

この病気は、パーキンソン病などの神経系の病気の前駆症状として起こることが多いので、専門医への受診をおすすめします。

■ナルコレプシー

大学生の久美さんは、中学生のときから昼間にとても眠くてたまりませんでした。

夜は充分に眠っているのですが、突然、強い眠気に襲われることが多く、授業中も眠ってばかりでした。そのため友人からは「眠り姫」などとからかわれ、辛い思いをしていました。

また、友人とおしゃべりをしていて大笑いをしたときなどに、急に膝の力がカクッと抜けてしまうことがあったり、ほかにも、しばしば寝入りばなに金縛りにあったり、怖い夢を見ることがありました。

久美さんは、宿泊の睡眠検査と血液検査などの結果、ナルコレプシーという眠りの病気であると診断されました。

ナルコレプシーは10代半ばに発症することが多く、500〜1000人に1人くらいの割合で発症します。日本国内の患者は約20万人と推測されています。

原因として、オレキシンという脳内物質がなくなると、ナルコレプシーになることが1

999年頃からわかってきました。しかし、なぜ、オレキシンがなくなってしまうのか、についてはまだよくわかっていません。

病状には個人差がありますが、ナルコレプシーであっても、短時間の仮眠をとるだけで、その後しばらくは眠気が軽くなることが多く、規則正しい生活をして短い昼寝をすることで、ある程度、眠気に対処することができる人もいます。

現在では、眠気に効く薬が処方されていますし、眠気を客観的に測定する検査も健康保険医療の対象になっています。

日中に「居眠り」を繰り返したり、喜んだり驚いたりしたときに急に体の力が抜けてしまうような症状（専門用語で情動脱力発作と呼びます）があれば、ナルコレプシーの可能性があります。こうした症状があれば、ひとりで悩まないで、専門医に相談しましょう。

■睡眠時無呼吸症候群

2003年2月、岡山駅に着いた山陽新幹線が本来の位置より90メートル手前で誤停車する事故がありました。原因は運転士（33歳）の居眠りで、車掌に起こされるまで数分間の記憶がなかったといいます。運転士が睡眠時無呼吸症候群と診断されたことで、この病名は広く知られるところとなりました。

睡眠と関連して起こる病気を総称して「睡眠障害」と呼びますが、睡眠障害のうちの約半数を占め、もっとも罹患率が高い病気が睡眠時無呼吸症候群です。働く世代の14％が睡眠時無呼吸症候群であったという調査報告もあります。

この病気については、詳しく説明しておきましょう。

症状――自覚症状が乏しい

図4―2は睡眠時無呼吸症候群に見られる様々な症候についてまとめたものです。「イビキ」や「無呼吸の指摘」、さらに「日中の過剰傾眠」（過剰な眠気）などが特に多く見られる症候です。

深い睡眠をとることができないために、日中に強い眠気を感じ、集中力が低下します。疲労も回復せず、身体はだんだん重くなり、自律神経もうまく働かなくなって、放置しておくと全身に悪影響を及ぼします。

【図4-2】睡眠時無呼吸症候群のいろいろな症候

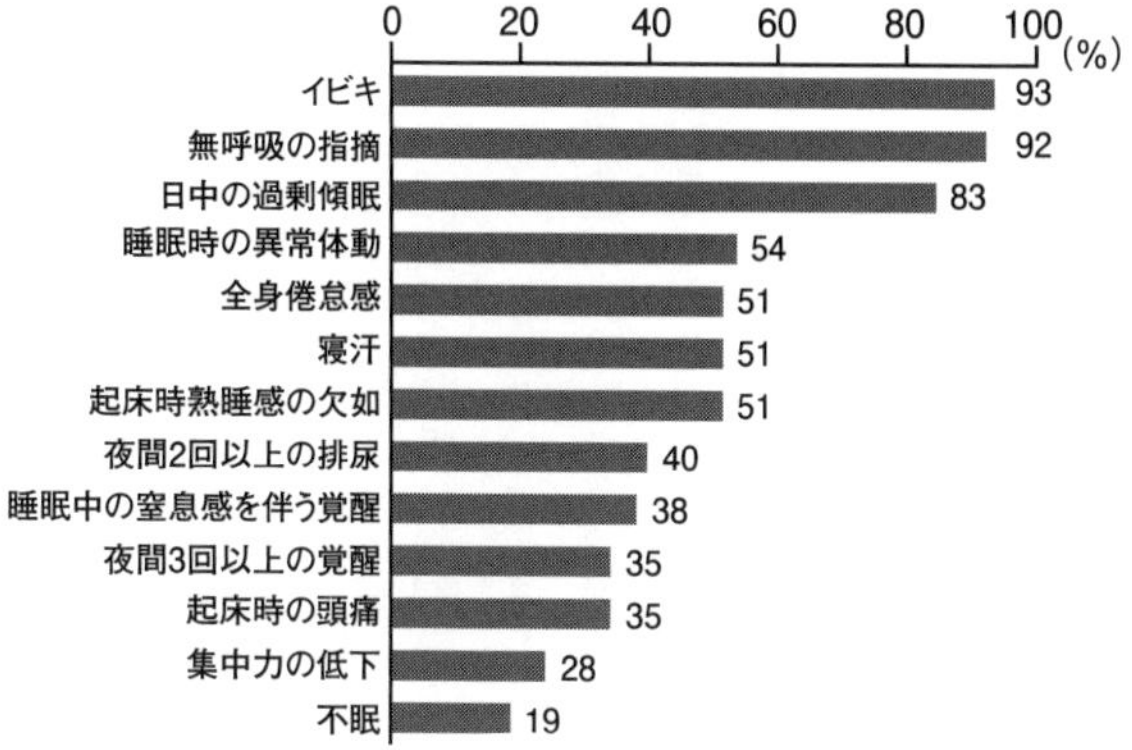

榊原博樹ほか, 日本臨床58:1575-1585, 2000

新幹線の誤停車のケースもそうですが、車の運転を仕事にする人などは、眠気によって命の危険にもさらされてしまう病気です。

睡眠時無呼吸症候群の定義は、10秒以上続く無呼吸あるいは酸素欠乏をともなう低呼吸が睡眠1時間に5回以上起こり、睡眠や日中の活動に支障をきたすもの、とされています。

子供から大人まですべての人に起こりうる病気ですが、ただ、眠気以外の自覚症状が乏しく、無呼吸状態は眠っている間に起こるという性質上、発見が遅れがちになります。自分ではなかなか気づかないため、多くは家族や友人、同僚に指摘されることで初めて気づくようです。

自覚症状は、眠気のほかに、うつ傾向、イライラ、夜間の頻尿、インポテンツと多岐にわたります。そのため、精神神経科、呼吸器内科、整形外科、泌尿器科などを受診して、混乱してしまうことも少なくありません。

しかし、睡眠時無呼吸症候群の最大の問題点は、この病気にかかっていることで他の病気を寄せ付けてしまうことでしょう。

例えば、睡眠時無呼吸症候群の人は、健康な人に比べると、高血圧のリスクは2倍に、心臓疾患のリスクは3倍に、そして脳血管障害のリスクが4倍になります。

前述の症候に気づいて、睡眠時無呼吸症候群が疑われる場合は、まずは睡眠やイビキについて検査ができる医療機関を受診してください。睡眠外来という形で診療しているクリニックや病院がベストだと言えます。こうした施設では、宿泊による睡眠時の観察・検査を行っています。

原因①——肥満

睡眠時無呼吸症候群の原因で一番多いのが肥満です。

全体の約35%が、肥満が主な原因だと考えられています。

太っていると、空気の通り道である気道の周囲にも脂肪がつきます。これによって、気道内部が狭くなり、無呼吸が起こりやすくなるのです（115頁にて前述）。

肥満が原因で睡眠時無呼吸症候群になっている場合は、正しいダイエットで標準体重の20%を超えないように、減量をおすすめしています。実際にダイエットに成功すれば、気道が確保されて呼吸は楽になり、無呼吸も解消されます。

原因②――顔の形

肥満が睡眠時無呼吸症候群の大きな要因だとすれば、日本はそれほど肥満率が高くないため、他の国よりも患者が少ないと思われていました。

ところが、肥満者が多いと言われるアメリカと比べても、睡眠時無呼吸症候群の有病率には大きな差がないことがわかっています。

原因は、顔の骨格、顔立ちにありました。

睡眠時無呼吸症候群が起こりやすい顔というのがあります。

いわゆる小顔です。彫りの深い、骨格がしっかりとした顔立ちではなくて、平面的で細長い顔立ちの方が、睡眠時無呼吸症候群が起こりやすいと考えられています。あごが小さい、あるいは下あごが後退していると、構造的に気道が狭くなるからです。

欧米人の顔立ちは、前後に厚い顔立ちであるのに対して、日本人の顔は前後に薄く細長い顔立ちです。

肥満の程度が軽くても、睡眠時無呼吸症候群の有病率に差がないのはこのためだと考えられています。

睡眠時無呼吸症候群の患者のうち約35％が、この顔の骨格、顔立ちが原因のケースです。

同じ日本人でも、北海道や沖縄県、鹿児島県には、睡眠時無呼吸症候群の人が少ないと言われています。

実は日本人の顔立ちも、大きく分けると２つのタイプに分類されます。

彫りが深く、しっかりした骨格の顔立ちは「縄文顔」と呼ばれています。

一方、顎が小さく、細長い顔立ちは「弥生顔」と呼ばれています。

北海道や沖縄県、鹿児島県には、どちらかと言えば「縄文顔」の人が多いのです。

専門家は、顔立ちの分類に「顔面軸」という数値を用います。

あごのラインと、目と耳をつないだラインの交差する部分の角度を表す数値です。

数値を測ってみると欧米人の平均は90度、日本人の平均は86度、睡眠時無呼吸症候群の人の平均は79度でした。

この角度が小さいということは、あごが細く長い顔であることを示します。

専門医は、顔立ちを見ただけで、睡眠時無呼吸症候群の有無を予測できます。

原因③——扁桃肥大

睡眠時無呼吸症候群の意外な原因としてあげられるのが、のどの疾患です。

扁桃の肥大によって、睡眠時に気道が塞がれてしまうのです。

扁桃には、のどの突きあたりの上の方にある咽頭扁桃と、いわゆるノドチンコの左右にある口蓋扁桃があります（図4―3）。

睡眠時無呼吸症候群の患者のうち20％が、口蓋扁桃肥大が原因です。もともとの体質という人もいれば、30歳以降に急性扁桃炎になって扁桃肥大の状態が長く続いたために、睡眠時無呼吸症候群になる人もいます。口蓋扁桃が肥大しても、睡眠時無呼吸症候群を示さない場合がありますが、これは口蓋扁桃の後方に狭いながらも気道が確保されているケースです。

咽頭扁桃の肥大はアデノイドとも呼ばれます。鼻呼吸が直接、制限されて睡眠時無呼吸症候群が生じます。

【図4-3】

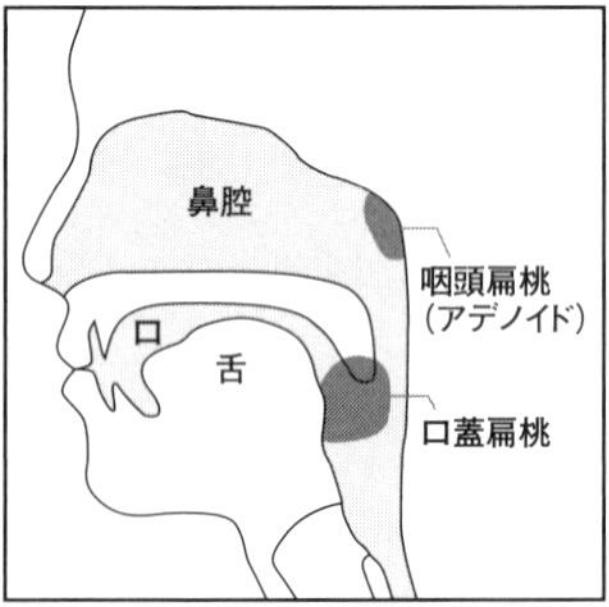

個人差はありますが、扁桃肥大が原因なら手術で扁桃を取ることで、睡眠時無呼吸症候群はかなり改善します。手術と聞くと、尻ごみされる人もいますが、原因がのどの部分が狭くなっていることにあり、物理的に取り除くことが可能であれば、手術もひとつの選択肢と考えてください。手術を受ける負担よりも、長期にわたって睡眠時無呼吸症候群が続くことによる、身体への悪影響の方が深刻です。

手術だけでは効果が充分でない場合は、他の治療を併用することもあります。

睡眠中にマスクを装着して鼻から気道に圧力をかけるＣＰＡＰ（持続陽圧呼吸療法）という治療法は、臨床で多く実施されている治療法のひとつです。この方法は簡単で確実に効果が得られますが、装置をつけていないと元の状態に戻ってしまいます。

また、睡眠中に口腔内装置というマウスピースを口にはめて、呼吸障害を改善する治療法もあります。

仕事の状況やライフスタイル、生活環境に合わせて、自分に合った治療法を選ぶことが可能です。

原因④――その他

このほか、アレルギーなどによる鼻閉やアルコールによって上気道の筋肉が緩むことによるものなど、睡眠時無呼吸症候群には、多くの原因が見受けられます。

甲状腺機能低下、神経変性疾患、うつ病などの精神疾患などによっても、睡眠時無呼吸症候群が引き起こされることがあるほか、いくつかの原因が重なってこの病気を引き起こしていることもあります。

子どもの睡眠時無呼吸症候群

睡眠時無呼吸症候群は、子どもにも起こる病気です。

扁桃が大きくても、何も問題が起きていなければ、手術などの治療をする必要はありません。しかし、呼吸や睡眠に障害が出ている場合は、手術をすすめています。

扁桃肥大があると鼻呼吸ができず口で呼吸をするため、夜の睡眠がとれずに、いわゆる眠そうな顔つきになります。これを専門用語で「アデノイド顔貌」と呼びます。また、睡眠時に狭い気道を通じて呼吸をするので、胸の中央のへこみ（漏斗胸）など胸が変形するケースも見られます。

こうした状態は、成長にも大きく関わるため、4歳から5歳くらいまでの早期の治療が大切です。成長ホルモンは睡眠中に分泌されるため、子どもにとって質の高い睡眠はとても重要なのです。

手術治療によって、体格が改善されるケースも多く見られるので、専門医に相談してみてください。

また、子どもが睡眠時無呼吸症候群を発症している場合、深い眠りを得られていないこ

【図4-4】睡眠時無呼吸症候群の治療前後の学業成績

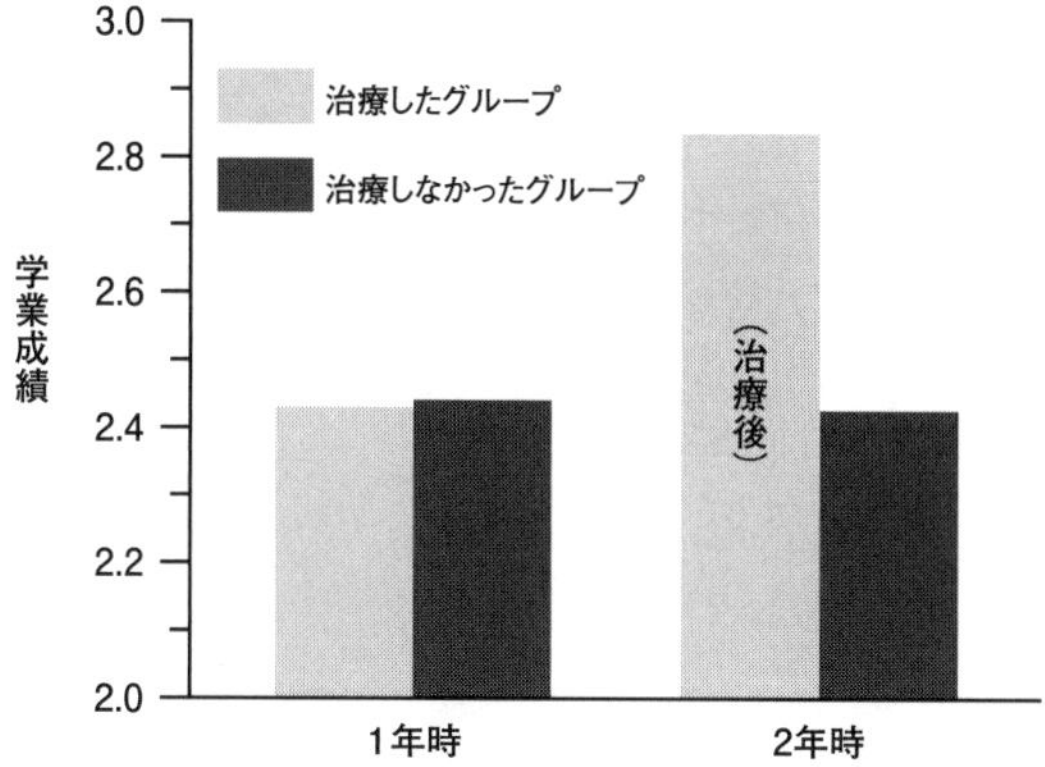

Gozal, D., Sleep-disordered breathing and school performance in children, Pediatrics, 102: 616-620, 1998

とで学業に影響が出ることが少なくありません。そのため、手術などによる治療で、成績の上昇につながることもあります。図4－4は睡眠呼吸障害が疑われた児童の扁桃手術前後の学業成績をアメリカで調査した結果を、グラフにまとめたものです。

小学校1年時に、成績が下位の297名について調べたところ、このうち54名に睡眠呼吸障害が認められました。そこで、手術治療をすすめたところ、54名中24名が手術治療を受け、30名は受けませんでした。

グラフは、「治療したグループ」と「治療しなかったグループ」について、1年時と2年時の成績を比較したものです。

「治療しなかったグループ」では1年時と2年時では、成績に大きな変化は見られません。しかし「治療したグループ」は、2年時に成績が約2割伸びていることがわかります。

これは、睡眠が改善されて、よく眠れるようになったことで、本来の力を発揮できるようになったと考えられます。

■睡眠不足症候群

睡眠呼吸障害の専門外来には、イビキや無呼吸、昼間の過剰な眠気を訴えて来院する患者さんが多くいます。

しかし、それらの患者さんが必ずしも、前述の睡眠時無呼吸症候群などの呼吸障害であるとは限りません。慢性的な睡眠不足が原因で、イビキと眠気を併発しているケースが少なからずあり、呼吸障害を疑って検査をしても、睡眠1時間あたりの無呼吸・低呼吸は5回未満で、気道が狭くなっているなどの症候も見られないのです。こうした、主に眠気を訴える障害は「睡眠不足症候群」と呼ばれます。通勤時間が長いサラリーマンに多いのが特徴です。

原因は、たとえば就寝前のテレビ視聴、寝酒による中途覚醒、そもそも不規則な就寝時間、長い通勤時間などさまざまです。

こうしたケースでは、睡眠のメカニズムや光が睡眠に及ぼす影響などを知ってもらい、生活指導を実施します。また場合によっては、睡眠薬の服薬指導などを行うこともありますが、その場合でも、最終的には睡眠薬を服薬せずに、規則正しい睡眠がとれるように指導しています。

規則正しい睡眠習慣が身に付くと、イビキや日中の眠気もなくなり、睡眠不足症候群は改善されます。

睡眠外来を受診された54歳女性の実例です。

彼女は30歳頃から自分のいびきで目が覚めるようになり、家族から無呼吸の指摘もありました。日中の眠気が強いため、睡眠時無呼吸症候群の疑いで受診されました。検査の結果、彼女は睡眠時無呼吸症候群ではないとわかりましたが、睡眠日誌を見ると、睡眠の取り方が不規則で睡眠不足は明らかでした。

睡眠習慣について詳しく尋ねたところ「20時頃からベッドに入り、テレビを見たり本を読んだりしている」「23時頃に子供を迎えに行くので眠くても眠らないようにしている」「眠りたいのに眠れないことも多いので、飲酒や睡眠薬を服用したり、眠れるまでパソコンをしている」とのことでした。

そこで睡眠のメカニズムや光の影響の説明、睡眠薬の適切な服薬指導など、睡眠衛生を中心にした生活指導を実施しました。窓のカーテンを半分くらい開けて眠って朝日を感じるようにし、週に2〜3回、午後に30分程度、サークルで運動するか買い物に出かけるようにしました。また睡眠薬も毎日、同じ時刻に飲んで眠るようにしました。

その結果、睡眠薬なしで0時頃には就寝する習慣がつき、昼間に横になることもなくなり、いびきも指摘されなくなりました。睡眠日誌からも睡眠と覚醒が規則正しいリズムになり、日中の眠気も消失したことがわかりました。

眠気を評価するESS（次項参照）も、当初の18点から7点まで減少していました。

睡眠障害の予備軍

みなさんは、自身の睡眠不足の状態をどれくらい把握しているでしょうか。睡眠に関わ

【図4-5】

お名前＿＿＿＿＿＿＿＿＿＿＿＿　記入日＿＿＿＿年＿＿月＿＿日

ESS（エップワース眠気尺度）

もし、以下の状況になったとしたら、どのくらいウトウトする（数秒～数分眠ってしまう）と思いますか。最近の日常生活を思いうかべてお答えください。

以下の状況になったことが実際になくても、その状況になればどうなるかを想像してお答え下さい。（1～8の各項目で、○は一つだけ）

すべての項目にお答えしていただくことが大切です。

できる限りすべての項目にお答え下さい。

	うとうとする可能性はほとんどない	うとうとする可能性は少しある	うとうとする可能性は半々くらい	うとうとする可能性が高い
1. すわって何かを読んでいるとき（新聞、雑誌、本、書類など）	0	1	2	3
2. すわってテレビを見ているとき	0	1	2	3
3. 会議、映画館、劇場などで静かにすわっているとき	0	1	2	3
4. 乗客として1時間続けて自動車に乗っているとき	0	1	2	3
5. 午後に横になって、休息をとっているとき	0	1	2	3
6. すわって人と話しているとき	0	1	2	3
7. 昼食をとった後（飲酒なし）、静かにすわっているとき	0	1	2	3
8. すわって手紙や書類などを書いているとき	0	1	2	3

○を付けた数字の合計＿＿＿＿

る病気に、心当たりはありませんか。

図4－5の質問表は、睡眠外来を訪れた患者さんの「自覚的な眠気」をチェックするために記入してもらっている「ＥＳＳ（エップワース眠気尺度）」と呼ばれるものです。

ＥＳＳは質問項目が8項目とわかりやすく、合計点で評価するので、評価する側の経験に左右されないという利点もあり、諸外国で翻訳されて用いられている眠気の共通の尺度です。ごく短時間で記入できますので、一度やってみてください。

判定は○印をつけた数字の合計で行います。

11点以上は「眠気あり」。睡眠不足症候群の予備軍と考えてよいでしょう。

16点以上は「重症」です。睡眠外来のある専門のクリニックを受診されることをおすすめします。

ただし、ＥＳＳは、あくまでも自覚的な睡眠の状態をチェックする手法です。前述の睡眠時無呼吸症候群などの場合でも、本人には眠気の自覚がない場合も多くあります。３２０人の睡眠時無呼吸症候群の患者にＥＳＳテストを行ったところ、重症患者でも９・０点（±４・３）と、決して高い数字ではありませんでした。

ＥＳＳは、どれくらい睡眠の問題が改善したのかをチェックする手法として有用です。本書を読んで、睡眠習慣の改善に取り組んだら、この「ＥＳＳ（エップワース眠気尺度）」でもう一度チェックしてみてください。

終章　睡眠と社会

——日本の発展、豊かさのための睡眠学

年間3兆円を超える経済損失

不眠症や睡眠不足による経済的損失は、年間に約3兆4690億円に上る——。

そんな試算が、日本大学医学部の内山真教授によって発表されています。

ある製薬会社の全社員を対象にしたこの調査では、3人に1人が「睡眠の問題を抱えている」と判断されました。これらの人は欠勤や遅刻、早退の頻度が高く、勤務中の眠気で作業効率が4割低下していて、交通事故を起こすリスクは、問題を抱えていない人と比べて1・4倍の高さでした。

この結果を国内5355万人の労働者にあてはめたところ、作業効率低下による損失が約3兆665億円、欠勤などの損失が約1616億円、交通事故の損失が約2413億円

となり、合計約3兆4690億円に達したというものです。

この他、睡眠不足などの問題を抱えたまま長年生活を続けることで、ついには健康を損ない、病気になってしまうことによる損失は、その人個人だけでなく、日本全体にとってもはかり知れません。睡眠障害は心筋梗塞、脳梗塞を引き起こす原因のひとつでもあり、睡眠障害の予防によって1兆6000億円の医療費が節約できるという試算もあります。

睡眠を削って発展する24時間社会

しかし、現実には、日本人の睡眠を取り巻く状況は、年々、厳しくなる一方です。

図5－1は日本人の睡眠時間の変化を調べたグラフです。

日本人の睡眠時間は年々、減少傾向にあります。1960年に8時間15分あった睡眠時間は、2005年は7時間22分と、1時間近くも短くなっています。

同じく図5－2は、夜10時に眠っている人の割合を示したグラフです。

1960年には6割を超える人が、夜10時には眠っています。ところが2005年の調査では、夜10時に眠っている人は24％にまで減少しています。

日本人の睡眠時間の短縮化と夜型化

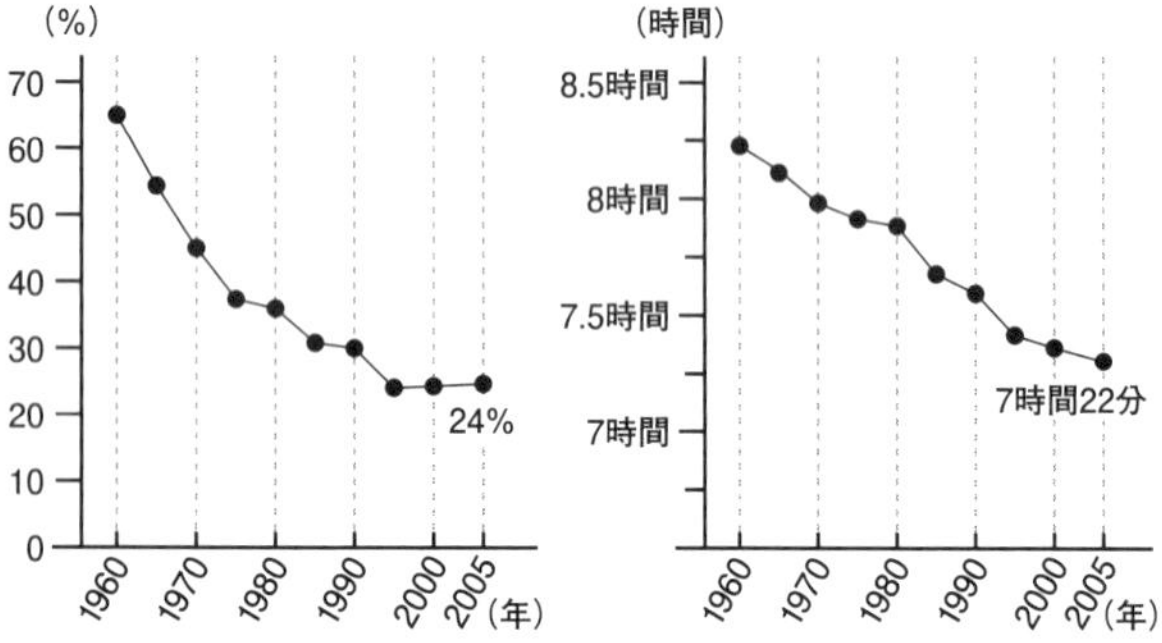

【図5-1】睡眠時間

【図5-2】夜10時の睡眠者率

2005 NHK国民生活時間調査より

つまり、夜起きている日本人が年々増えて、睡眠時間は年々、減っていることがわかります。

日本人は世界の中でももっとも勤勉といわれる国民です。

日本人は、不眠不休を美徳として、先進国といわれる地位を築いてきました。しかし、一日24時間という限られた時間の中で私たちが削ってきたものは、適切な食事、適切な睡眠という生きていくために不可欠な営みだったとも言えます。

子どもと睡眠の関係

銀河系には1千億の恒星があると言われています。一方、私たちの頭の中には、それをしのぐ1千数百億の脳神経細胞があります。さらに驚くことに、この神経細胞同士を結ぶシナプスは百兆個と言われていて、1秒間に100メートルの速さの電気が流れて通信しています。星同士がデジタル通信しているようなもので、これが私たちの頭の中に入っているわけです。

このような私たちの脳は、5歳くらいまでに成人の8割ほどの重さに成長し、20歳くらいでピークを迎え、その後萎縮を始めます。生後6ヶ月くらいまでは夢を見る「レム睡眠」によって回路を増やしていると考えられています。手足を動かし始めるのもその訓練です。新生児はレム睡眠、つまり脳を創る睡眠が中心です。成長にともなって、起きている時間が増えてくるとノンレム睡眠が増えてきます。疲れた脳をクールダウンさせる必要があるからです。睡眠は脳を育て、脳を守っているのです。

睡眠時間が乱れている子とそうでない子に三角形を描かせた実験では、乱れている子は三角形がうまく書けませんでした。

図5－3は、2008年に滋賀県の小学5年生を対象に、睡眠時間と各教科の平均通過率（正答とみなされる回答を含めた平均正答率）についてまとめたものです。

【図5-3】睡眠時間と学力
～睡眠時間と国語、算数の平均正答率（%）～

睡眠時間	10時間以上	9時間～10時間まで	8時間～9時間まで	7時間～8時間まで	6時間～7時間まで	6時間より少ない
国語基礎正答率	56.4	62.8	64.3	62.5	57.6	48.7
算数基礎正答率	64.6	71.0	72.2	70.0	66.8	55.8

※滋賀県の小学5年生を調査／児童・生徒質問紙調査、2008

国語も算数も、睡眠時間が6時間未満のグループは、他と比べて低いことがわかります。睡眠時間が短い子どもたちは、テストの成績も低い傾向があるのです。

また山口県で２００６年に行われた調査では、学力偏差値と知能指数のどちらも、就寝時刻が夜９時までの子どもが最良で、それよりも遅くなるにつれて低下していました。

睡眠には学習内容などの記憶を整理して、より定着させる機能があります。成長期の子どもたちには、睡眠は脳を守り、回復させるだけでなく、脳を育てていくという役割もあります。

また、睡眠中には成長ホルモンが分泌されているので、睡眠時間の減少は子どもの発育にとっ

【図5-4】睡眠覚醒リズムの規則性と家庭内暴力の頻度

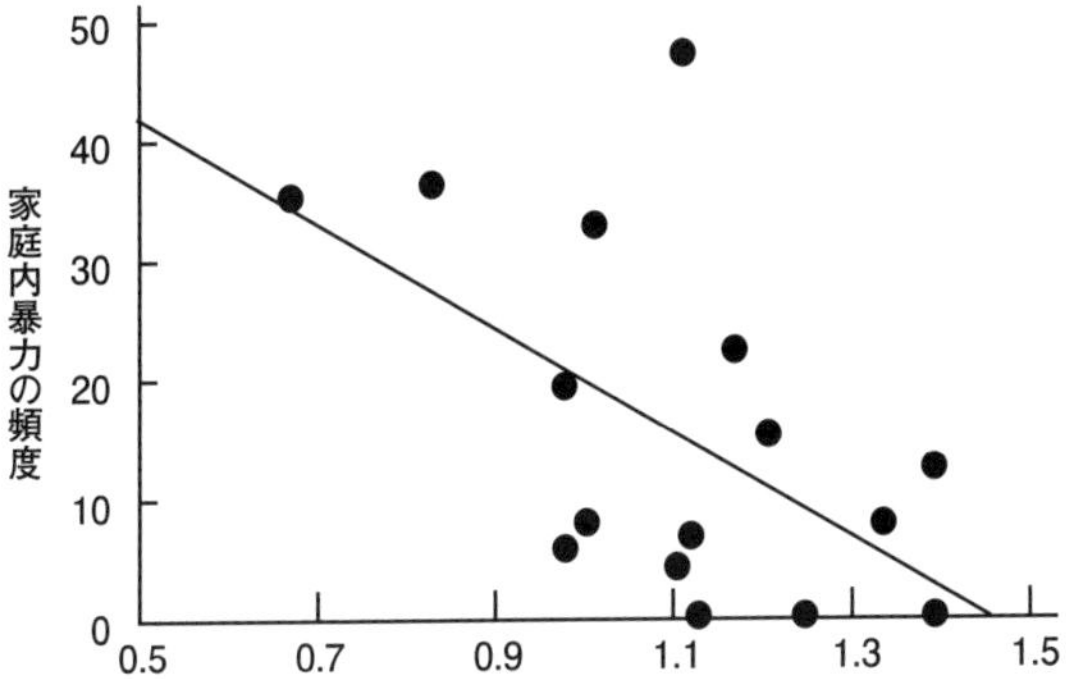

Fukuda, K. and Hozumi, N., A case of mild school refusal: Reset-activity cycle and filial violence, Psychological Reports, 60: 683-689, 1987

てもマイナス要因となりうるのです。

将来の社会を担っていく子どもたちの成長にも、睡眠が大きくかかわっています。

キレやすい子どもと睡眠不足

近年、短気で暴力的な、いわゆるキレやすい子どもが増えていると言われています。

睡眠は、こうした人の行動にも影響を与えていると考えられています。

図5－4は、家庭内暴力の頻度と睡眠覚醒リズムの規則性についての調査結果をグラフに表したものです。

横軸は睡眠覚醒リズムの規則性の指標を表したもので、数値が高くなるほど、規則性が正しい（規則正しいリズムで眠ったり起きたりしている）ことを表します。

グラフを見れば、睡眠覚醒の規則性が高いほど、家庭内暴力が少ないことがわかるでしょう。すぐにキレる、暴力をふるう等の行動は、睡眠不足や夜型生活の影響もあると考えられているのです。睡眠が不足すると身体も脳も疲れがとれません。その結果、無気力になり、感情をコントロールしにくくなります。

こうした睡眠不足の悪影響は、子どもの家庭内暴力だけにかぎらず、社会全体に共通の問題だと言えます。

睡眠でニッポンを元気にする

このように、睡眠は経済活動から社会生活全般、子どもたちの学力まで、社会の幅広い分野に大きな影響を及ぼしています。

逆に言えば、経済発展や学歴競争社会の中で軽視されがちだった睡眠が、経済や社会の発展を考えるうえで大きなカギを握っていると言えます。睡眠をマネジメントすることが、国家や社会、経済の将来を左右すると言っても過言ではありません。

睡眠を多角的に研究することが、ニッポンを元気にする源になればと願っています。

本書で紹介したのは、私たち国立大学法人滋賀医科大学の「睡眠学講座」が、企業や学校へ出むいて開催する教育講座や市民講座などの啓発活動における講義内容の一部を、わかりやすくまとめなおしたものです。

睡眠には、まだまだ解明されていない専門領域も多く存在します。

しかし、すでに睡眠の大きなメカニズムは明らかにされています。

まずは一人でも多くの方に睡眠の基礎知識を学んでいただき、睡眠の重要性に気づき、日常生活をより充実したものにしていただきたいと思っています。

本書が、そのきっかけになれば幸いです。

おわりに

「寝る子は育つ」「一晩寝かせる」などと昔からいわれてきたように、眠りには様々な効用があることを私たちは経験的にわかっています。

今一番輝いているプロゴルフプレーヤーの石川遼選手は、夜8時には就寝し朝5時には起床してトレーニングをし、どんなに忙しい時でも必ず7時間以上は眠っているといいます。本編でも触れましたが、この睡眠習慣こそが、石川選手がトッププロとなった理由であり、英会話もいち早く習得できた秘訣でもあるのです。

睡眠は、疲れた脳を休めるだけでなく、「脳を創る」「脳を育てる」「脳を守る」「脳を修復する」という大切な役割を担っています。睡眠はより良い活動をするために、脳を育て、回復させるための、巧妙にプログラムされた素晴らしい生理機構です。

大学病院の睡眠外来では、睡眠にまつわる多くの悩みを患者さんからお聞きします。また「おかげさまで、よく眠れるようになりました！」との喜びの声も寄せられます。24時間社会となった現代日本では、3人に1人が眠りにかかわる問題を抱えており、新幹線の運転士や飛行中のパイロットが乗務中に眠り込んだり、航海士の睡眠不足のために巨大タンカーが座礁して甚大な環境破壊をもたらしたりと、睡眠が十分でないための事故も多発しています。

私たちはなぜ眠るのか――。2004年、琵琶湖の近くにある滋賀医科大学に睡眠のメカニズムを解き明かし（睡眠科学）、睡眠の病気を治療し（睡眠医学）、睡眠が関係する社会問題を解決する（睡眠社会学）ための睡眠学講座がわが国で初めて開設されました。講座開設後、「眠りの森」事業を産学協同で推進し、睡眠指導士の養成、睡眠スクリーニング、一般の方々への啓発活動にも積極的に取り組んでいます。

この本は、睡眠に関心のあるビジネスマンや一般の方を広く対象とし、睡眠の役割、メカニズムをはじめとした基礎知識を理解し、睡眠の問題に対処できるような手引となる情報も含むように心がけました。気楽に読んでいただき、良い睡眠をとれるヒントを得ていただければ幸いです。

2009年　大津にて

宮崎総一郎

参考文献

北浜邦夫「ヒトはなぜ、夢を見るのか」文藝春秋　２０００
三池輝久、山寺博史(監)「メラトニン研究の最近の進歩」星和書店　２００４
ポール・マーティン(奥原由希子訳)「人生寝たもの勝ち」ソニー・マガジンズ　２００４
井上昌次郎「眠りを科学する」朝倉書店　２００６
堀忠雄「眠りと夢のメカニズム」ソフトバンククリエイティブ　２００８
堀忠雄「睡眠心理学」北大路書房　２００８
宮崎総一郎「快眠家族のススメ」恒星社厚生閣　２００８
井上昌次郎「眠る秘訣」朝日新聞出版　２００９
宮崎総一郎「伸びる子どもの睡眠学」恒星社厚生閣　２００９

著者略歴

宮崎総一郎（みやざき・そういちろう）

1954 年、愛媛県宇和島市生まれ。1979 年秋田大学医学部卒業。1985 年秋田大学大学院修了。医学博士。現在、国立大学法人滋賀医科大学睡眠学講座特任教授。「眠りの森」事業を通じて社会への睡眠知識の普及を行っているほか、各地域にて睡眠教育の講演を行い睡眠に対する啓発に努めている。日本睡眠学会理事、日本睡眠学会睡眠医療認定医、日本耳鼻咽喉科学会認定医、日本気管食道科学会専門医。著書として「快眠家族のススメ」「伸びる子どもの睡眠学」「睡眠教育ハンドブック」等がある。

角川 SSC 新書 095

脳に効く「睡眠学」

2010 年 3 月 25 日　第 1 刷発行

著者　宮崎総一郎

発行者　太田　修

発行　株式会社 角川SSコミュニケーションズ
〒 105-8405 東京都港区虎ノ門 2-2-5 共同通信会館 4 階
編集部　電話 03-5860-9860

発売　株式会社 角川グループパブリッシング
〒 102-8177 東京都千代田区富士見 2-13-3
販売部　電話 03-3238-8521

印刷所　株式会社 暁 印 刷

装丁　Zapp! 白 金 正 之

ISBN978-4-04-731518-1

落丁、乱丁の場合は、お手数ですが角川グループ受注センター読者係までお申し出ください。送料は小社負担にてお取り替えいたします。

角川グループ受注センター読者係
〒 354-0041
埼玉県入間郡三芳町藤久保 550-1
電話 049-259-1100（土、日曜、祝日除く 9 時～ 17 時）

角川SSC新書

039
脳疲労に克つ
ストレスを感じない脳が健康をつくる
横倉恒雄
メタボも生活習慣病もうつ病も、脳のプログラムが正常に機能していない「脳疲労」が原因だった⁉ 目からウロコの健康指南の書。

043
I am here. —アイ・アム・ヒア—
「今」を意識に刻むメンタル術
宮里 藍
米ツアー初優勝の前年に著した本。不調の理由と復調の兆しを明かし、取組んでいた心技体のドリルを初公開。優勝への確信が漂う書。

046
この国は議員にいくら使うのか
高給優遇、特権多数にして「非常勤」の不思議
河村たかし
日本の議員の高給優遇はいかにして生まれたか。その待遇の内容、歴史的経緯、そして解決への方法論を現名古屋市長が提示する。

052
落語家はなぜ噺を忘れないのか
柳家花緑
落語家の「頭の中」を見せる。古典落語を、いかにして壊し、再構築し、覚え、そして演じるかを初公開。落語の奥深さがわかる本。

078
糖尿病最新療法
インスリン注射も食事制限もいらない
岡本 卓
厳しい血糖コントロールが死亡率を高めるという米国の調査結果を踏まえ、QOLを下げない患者のための糖尿病治療を紹介した一冊。

083
マラソンは毎日走っても完走できない
「ゆっくり」「速く」「長く」で目指す42・195キロ
小出義雄
市民マラソンでは30キロ過ぎで歩くランナーが実に多い。これは練習の仕方を知らないから。初級者からできる基本理論を伝授する。

084
臓器の急所
生活習慣と戦う60の健康法則
吉田たかよし
例えば肝臓は脂肪とアルコールの両方の代謝を担当しているが、「優先順位」がある。これを知らないと……等々、臓器別健康術の数々。